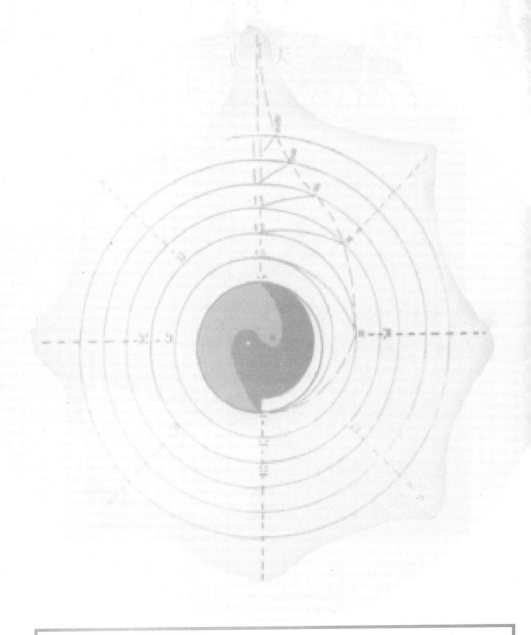

　　耿易，就其内容看它是一种易理。耿易从坤卦开始，并指出事物要存在，要发展，必需复归于坤。这种易理至今残存的内容主要只有两图四诀。两图是太极演化图和天地五行图（见本书前折扣下方图及本图）。四诀是太极演化图诀、天地五行图诀、八卦五行相关诀和太极演化图副诀等。

——耿乃光

乾坤掌养生功法

中国商代耿国——耿氏家族中传承的一种养生功法

（修订本）

耿乃光◎著

学苑出版社

图书在版编目(CIP)数据

乾坤掌养生功法／耿乃光著. —2版. —北京:学苑出版社,
2012.2(2014.7重印)
ISBN 978-7-5077-3960-2

Ⅰ. 乾… Ⅱ. 耿… Ⅲ. 气功-养生(中医) Ⅳ. R214

中国版本图书馆 CIP 数据核字(2012)第 012968 号

责任编辑:陈 辉
出版发行:学苑出版社
社 址:北京市丰台区南方庄 2 号院 1 号楼
邮政编码:100079
网 址:www.book001.com
电子信箱:xueyuan@public.bta.net.cn
销售电话:010-67675512、67678944、67601101(邮购)
经 销:新华书店
印 刷 厂:北京市广内印刷厂
开本尺寸:787×1092 1/16
印 张:7.25
字 数:214 千字
印 数:3001—5000 册
版 次:2012 年 2 月第 1 版
印 次:2014 年 7 月第 2 次印刷
定 价:18.00 元

目　录

1

乾坤掌养生功法的功理

乾坤掌养生功法的起源和流传

乾坤掌养生功法问答

概　说

　　近百年来西方医学传入我国，在提高我国人民的健康水平方面起到了巨大的作用。与此同时，数千年来流传于民间的一些保健方法被看成落后的、不科学的东西而逐渐被人们遗忘。乾坤掌养生功法就是在这种历史条件下近于消失的一种古老的保健方法。

　　近年来人们的认识有了新的发展。大家看到一些历史悠久的养生功法确实有一定的功效，因此不能简单地认为古老的方法必定是落后的方法、不科学的方法。目前，许多民间养生方法重新开始流传，吸引了很多人去学、去练，这些方法在群众性的保健活动中重新发挥作用，一些科技发达国家的有识之士也开始重视并学习我国的传统养生功法。这绝不是复古与倒退，而是一种本源的回归。事物发展到一定阶段难以前进时常常需要本源的回归，这种回归将会带来进一步的发展，即更高层次上的发展。

　　"乾坤掌养生功法"是一种流传面狭窄的养生功法，它主要在作为古耿国后裔的耿氏家族和耿氏家族的亲友中流传，所以也被称作"耿氏养生功法"。很多人对乾坤掌养生功法产生兴趣基于以下几个原因：1. 据考证，从事此功法练习的家族，不论生活在偏僻的农村，还是生活在繁华的城市，寿命都比较长。2. 此功法中确有其他功法中所没有的东西。一些流传广泛的养生功法，彼此交流多，互相吸收、包容，而乾坤掌养生功法过去很少与外界交流，所以了解这种功法的人，特别是系统地了解这种功法的人到目前为止仍不多。3.乾坤掌养生功法的功理为一整套独特的易理与五行学说，这种易理与五行学说和该功法一样起源十分久远，而且也很少与外界交流，人们对这种易理和五行学说的兴趣不亚于对该养生功法的兴趣。

乾坤掌养生功法过去在族内只靠言传身教，不立文本。在现时的环境条件下，如果仍沿用这种传授方法，乾坤掌养生功法不久就会失传，因此一些亲友们希望我能把该功法中的主要内容写出来。几经考虑，我感到写一本介绍乾坤掌养生功法的书确实有必要。第一，目前较系统地了解该功法的人已经不多了，族人中的年轻一代已不掌握该功法，想学的人也没有任何教材可作为依据。要想使乾坤掌养生功法在族人中继续流传下去，必须有一本可供后辈阅读的教材。第二，友人中想了解乾坤掌养生功法的人日见增多。对来访、询问该功法的每一位友人，全面地、系统地介绍一次该功法的内容，介绍者费时费事，听者也难以消化吸收。简单地谈上几句，无法讲清功法的全貌，也有负于友人的厚望。如果能有一本书介绍乾坤掌养生功法，对此功法有兴趣的人看了书中的介绍，就能对该功法有全面的了解。第三，我注意到新近某些国外的气功师也正独自摸索出一些该功法中的东西。我想只要是客观规律，或迟或早总会被人认识。就国外气功师而言，他们"新发现"的这些东西是可贵的。国外的这些"新发现"又被介绍到我国，引起我国一些人的兴趣。学习国外的有实效的东西也是非常应该的，然而，如果把我们早已发现的东西加以淘汰，等外国人重新发现之后我们再引进、再学习、再承认，恐怕就不应该了。造成这种情况我们自己有责任，我们的发现一向秘传，没有公开发表。由于这些原因，我用了一点时间，把自己几十年来从长辈那里听到的有关乾坤掌养生功法的内容，结合自己通过练功与思考所得到的心得体会，把该功法的要点初步地、系统地整理出来，供对该功法有兴趣的人参考。

李树菁先生看了本书原稿并提出了宝贵的意见，在孙国中先生支持下本书得以出版问世，作者在此表示谢意。

写于 1994 年，修改于 2009 年

乾坤掌养生功法
基础

乾坤掌养生功法的基本功法包括四功和八法。四功是：合掌功，感掌功，击掌功，抖掌功。八法是：压、擦、对、振、翻、转、推、抓。另有手掌功、足掌功和手足掌功三式。

一、合掌功——虚静功和群龙功

合掌功是乾坤掌养生功法中四功之首，为功法扩展与分支之源。初学乾坤掌养生功法必须从合掌功入手，掌握了本功法之后，在日常的练功中不论练本功法中的哪一种功，都要以合掌功作为起式和收式。

熟悉气功知识的人都知道，气功中的多数门派都特别重视奇经八脉中的督脉和任脉。由于督脉是阳脉之海，督一身之阳，而任脉是阴脉之海，任一身之阴，抓住了督脉和任脉就能起到提纲挈领的作用。督脉贯穿人体背部的中央，任脉贯穿人体的前胸、腹部的中央，督脉和任脉在人体上构成一个垂直于地面的闭环。通常练气功的人，致力于潜气在这个闭环内的运行。当练功者明显地感受到潜气在督脉和任脉构成的闭环内运行时，就认为通了周天。通周天成了人们初练气功所追求的第一个目标，实现这个目标的人对练功有了信心，达不到这个目标的人对练功信心不足。但仅以

1

是否通周天来检验练功有无效果是不够全面的，专致督脉和任脉的练功方法，由于将全部意念集中于人体内的一个经络闭环，贯注于一个闭环内的行气，容易在较短的时间内见到效果。

乾坤掌养生功法则从另一个角度出发，其除了重视督脉和任脉的作用外，还特别重视十二正经的作用与修炼。十二正经包括手六经：手太阴肺经、手阳明大肠经、手厥阴心包经、手少阳三焦经、手少阴心经和手太阳小肠经；足六经：足太阴脾经、足阳明胃经、足厥阴肝经、足少阳胆经、足少阴肾经和足太阳膀胱经。这十二正经分布在人体的四肢，内通五脏六腑，外终止于远离腑脏的肢端。十二正经终止于手足的端部，每只手掌或足掌上各有六个终止穴位，共二十四个终止穴位。其部位如下：

经　络	终止部位	终止穴
手太阴肺经	拇指	少商
手阳明大肠经	食指	商阳
手厥阴心包经	中指	中冲
手少阳三焦经	无名指	关冲
手少阴心经	小指	少冲
手太阳小肠经	小指	少泽
足太阴脾经	蹈趾	隐白
足阳明胃经	第二趾	厉兑
足厥阴肝经	蹈趾	大敦
足少阳胆经	第四趾	窍阴
足少阴肾经	脚掌心	涌泉
足太阳膀胱经	小趾	至阴

十二正经的二十四个终止穴位的详细位置，在有关针灸的书上均有图注说明，这里不再绘图。如前所述，这二十四个终止穴位，位于人体远离腑脏的肢端。人的手足是人体中平时劳务最重而供应最差的部分，十分辛苦。如果只使用而不保养，任其劳苦，则病可从此二十四个穴位侵入，那么首先直接影响到十二正经，进而影响到腑脏，所以当人们感觉有手脚寒冷、麻木等不适症状时，就要警惕大病的发生。易经坤卦初六的爻辞说："履霜、坚

冰至。"就是说当人们踏着地面的霜时，就知道河面结着厚冰的严冬即将到来了。了解到手足掌对人的健康、长寿的重要性，就要有一定的办法，乾坤掌养生功法就是一种从手足掌开始的养生功法。

与奇经八脉中的督脉和任脉在人体上自然形成的闭环不同，十二正经在人体处于正常作习的状态下一般不形成闭环。经常处于开放状态的十二正经，不利于自身的休生养息。为了能使人的手足经过整日的劳累之后有一个休生养息的机会，最简单而有效的办法是"藏掌"，也就是下文所要讲的合掌功。

合掌功的基本做法是合掌。合掌包括上合掌和下合掌。上合掌是合手掌，下合掌是合足掌。练功时人端坐床上或坐垫上，双膝弯曲脚掌相合。有些人脚不大灵便，可以在双膝下各垫一个垫子，以利于下合掌。上合掌很容易做，手掌在胸前自然相合。合掌功的姿势如图1所示。

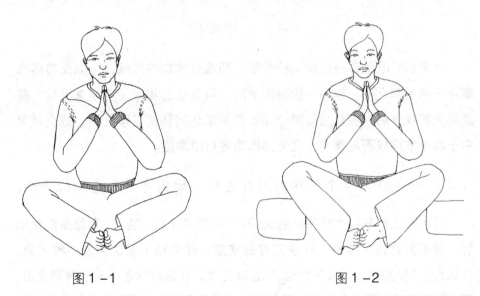

图 1 -1　　　　　　　　　　　　　图 1 -2

做到了上合掌与下合掌之后，十二正经的二十四个终止穴位左右相合，掌中其他邻近十二正经端部的一切穴位均一一左右相合，这样就使本来不构成闭环的十二正经形成了十二个闭环。处在十二正经端部的二十四个终止穴位也不再处于端部位置，十二正经各自形成的闭环大体上是水平的闭环，各环在人的躯体上与督脉和任脉形成的垂直闭环相交。手六经形成上六环，足六经形成下六环。奇经八脉中的带脉在腰间自成中一环，合起来总称上、中、下水平十三环。均与督脉和任脉的垂直环相交，总共十四环。修炼乾坤掌养生功法，就是要使这十四环畅通。

合掌功使十二正经人为地形成闭环，这就使位于手足掌端部、平时处在开放状态的穴位一时潜藏在闭环之中，得以休生养息。因此，合掌这一简单的动作本身大有益于养生。道家和佛家平日合掌颂经，并以合掌为礼，很符合养生之道。即使不做有意识的气功调息，每天坚持用一定时间合掌，日久天长也会对健康有好处。不做调息的合掌功称作虚静功，其功态应易经乾卦初九的爻辞"潜龙勿用"，意思是龙潜藏于底层，尚未有所作为。

合掌功作为气功中的一种功法，当然不能仅仅是合掌。在练功过程中还需要进行调息，以促进气在经络形成的闭环中运行。合掌功练功时的调息有两个特点：

（一）意守掌间

体会调息吐纳时通过掌间的气感。初练合掌功的时候，可以先将意念集中于两手掌之间。练习一段时间之后，再将意念集中于两足掌之间。等到功夫熟练之后，将意念同时分注于两手掌之间和两足掌之间，或交替集中于两手掌间或两足掌间，完全由练功者自由掌握。

（二）潜气在十多个闭环内同时运行，故周身的气感细微平和

其状相应于易经乾卦用九的爻辞："见群龙无首、吉。"意思是群龙出现，看不出首领，吉利。群龙无首的状态，在易经中被认为是一种吉兆，并认为："乾元用九，天下治也。"也就是说，在这种状态下天下得到安定。在人体的保健方面也是同样的道理，乾坤掌养生功法的行气与其他功法不同之处就在于它不专注于一个经络闭环中的行气，而在人为地构成十多个经络闭环之后，再促使气在十多个经络闭环中同时运行，造成群龙无首的行气状态。这种行气状态，使得练功中既不易出偏差，又能通全身的经络，调节腑脏的功能，进行调息的合掌功称作群龙功。

有一首歌诀概括了合掌功的要领与作用：

人身唯掌最苦辛，用而不养积病根。

先人留传合掌术，闭环藏穴真气生。

十四环中潜气行，气通腑脏意通神。

祛病延年平安泰，群龙无首吉兆明。

合掌功练功时按图1的姿势调息吐纳一定时间之后，可以收功。精力充沛的练功者，可以在收功前加进去几个动作。初学合掌功的人常练由十五个动作构成的一套功法，称作合掌功十五式。它们的名称是：

1. 观掌合掌——起式

   (图2 -1)

2. 顶礼参天⎫　　　(图2 -2)

3. 额首礼地⎬　三礼　(图2 -3)

4. 虔心拜祖⎭　　　(图2 -4)

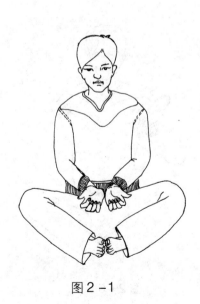

图2 -1

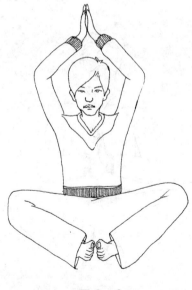

图2 -2

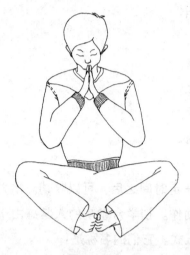

图2-3

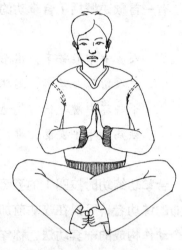

图2-4

5. 猛虎抬头 ⎫ 　　　（图2-5）
6. 蛟龙出洞 ⎬ 三急（图2-6）
7. 翻江倒海 ⎭ 　　　（图2-7）
8. 左顾右盼——过渡（图2-8）

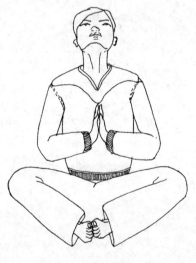

图2-5

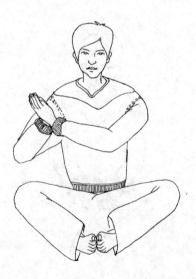

图2-6

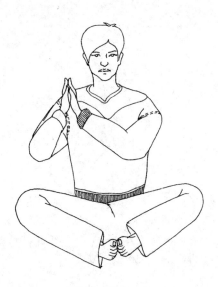

图 2 -7

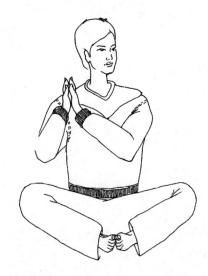

图 2 -8

9. 上下翻 　　　　（图 2 -9）
10. 正反转 　　四缓　（图 2 -10）
11. 五指山 　　　　（图 2 -11）
12. 空心掌 　　　　（图 2 -12）

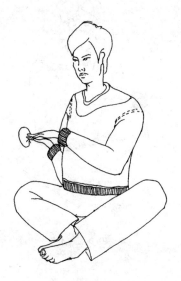

图 2 -9

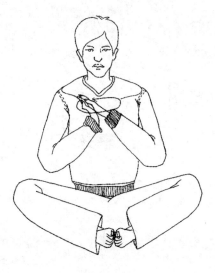

图 2 -10

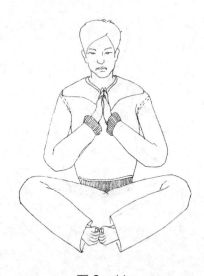

图 2 − 11

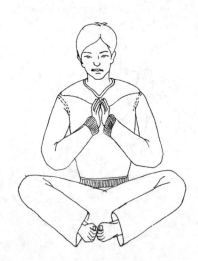

图 2 − 12

13. 直向前 ┐
                 ┣ 整理 （图 2 − 13）
14. 白鹤点水 ┘   （图 2 − 14）

15. 垂手入道——收式 （图 2 − 15）

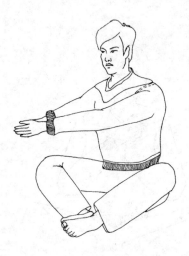

图 2 − 13

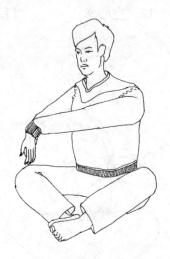

图 2 − 14

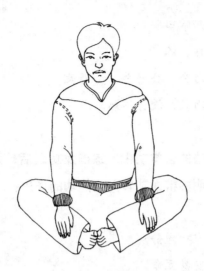

图 2 –15

合掌功在起式后直到收式前双掌始终不分离。起式后，静止不动调息练功一定的时间，或收式结束，或加入图 2 –14 式一遍至三遍，又静止调息。或作或息，多少不拘，随心所欲。如果坚持每天早上练习十分钟，晚上练习二十分钟，两周下来，就会感觉到效果。

人的足掌不如手掌灵便，难以完成复杂的动作。如果有可能的话，适当活动很有好处。

与一开始就专做虚静功不同，当进行了一段或数段群龙功或十五式之后，再转入虚静功，练功者就会感到有明显的功效。因为在进行群龙功和十五式的时候，人的意念与行动，在不同程度上处于有为的状态。通过群龙功和十五式的练习，已经促进了气在十四个闭环中的流动，接着转入虚静功，人的意念与行动都转入无为的状态。气在已经畅通的十四个经络闭环中自然地流动，此时练功者完全进入"老子"第十六章所描述的境界：

　　致虚极，守静笃。

　　万物并作，吾以观其复。

　　夫物芸芸，各复归其根。

　　归根曰静，是曰复命。

9

复命曰常，知常曰明。

不知常、妄作，凶。

知常容，客乃公，公乃全，全乃天，

天乃道，道乃久，没身不殆。

在乾坤掌养生功法的合掌功中，练群龙功之后转入虚静功态，叫做守功，有如下的歌诀说明由群龙功转入虚静功的作用：

练功群龙，守功虚静。

贯气通神，安身立命。

练习后面将要介绍的乾坤掌养生功法的其他功法之后，也可以转入虚静功态。

作为乾坤掌基本功法初步的合掌功，功法简，含意深。它不仅是乾坤掌养生功法的基础，自身也是益寿延年的好功法。

二、感掌功——意念心

感掌功是乾坤掌养生功法的核心。由感掌功引出的意念心是其一个重要概念，在乾坤掌的许多基本功法和扩展分支中都贯穿着感掌。不掌握感掌功不能算学会了乾坤掌养生功法，掌握了感掌功也就掌握了乾坤掌养生功法的精髓。

（一）感掌功的具体做法

练习手掌感掌功的时候，练功者端坐床上或地毯上，先按照图1所示的姿势作合掌功。十数秒或一分多钟后，两只手掌慢慢分开，保持相对的状态。两掌之间的距离大约一寸左右，然后不断地开合振荡。振荡的频率与脉搏相应，引起共振。在两掌振荡的过程中，当两掌的距离拉大时两掌之间出现相吸的气感，而当两掌的距离缩小时两掌之间出现相拒的气感。当两掌间有了气感，气感增强之后渐渐地加大掌间的距离，同时十个手指渐渐地弯曲，直到两只手掌形成一个尖端向上的倒置的"心脏"。这个用手掌形成的心脏在乾坤掌养生功法中称作意念心，简称意心。人体外的意心与人体内的实心相对应，意心又称作气心，人体外的气心与人体内的血心相对应。十二正经构成的经络系统中的气心，与血液循环系统中的血心相对应。意念心中始终保持着气感，由于手是人体中最灵巧的部位，俗称双手万能，所以用手掌做成的意念心可以应体内实心的跳动而做周期性的脉动。这样，就在本功法合掌功形成的经络闭环中出现了一个作为动力源的心脏——意心（气心）。在通常的情况下，在人体中是由实心鼓动血液在血脉中流动，并以血动带动气动。在乾坤掌养生功法的练功过程中，除了实心继续鼓动血动，带动气动外，又有气心鼓动气在经络中流动，以气动促进血动。因此，意念心的作成，除了进一步沟通了经络闭环中气的流动外，还可以引起气脉与血脉的共振，使血脉更加流畅，从而达到气血双修的目的。感掌功的姿势如图3所示。

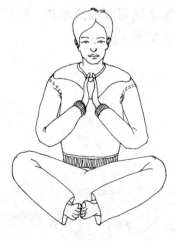

图3-1

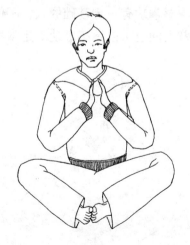

图3-2

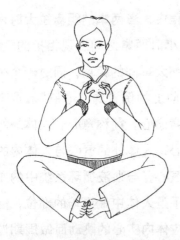
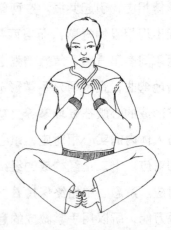

图 3 -3   图 3 -4

　　心脏是人体中的要害器官。自从胎心出现直到死亡为止，一刻也不停地跳动，驱动着血液在人体内循环，何其辛苦！有谁曾设想要减轻一下它的负担？有谁找出办法能够稍微减轻一下它的负担？对于心脏这样的重要器官，任其劳苦，日久天长积劳成疾，要想长寿就不可能了。乾坤掌养生功法在感掌功中创立意念心，就是想助实心一臂之力，使心脏的负担在练功的过程中有所减轻，达到使心脏稍稍休息一下的目的。多数保健体操在练习过程中均加重了心脏的负担，本功法构成意念心，着意于减轻心脏的负担，可以说是各有千秋。

　　感掌功有一定基础的人，不但在两个手掌之间可以练感掌功，在两个足掌之间也可以练感掌功。足掌感掌功的做法如图 4 所示。

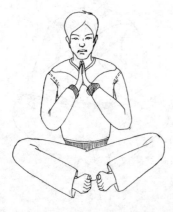
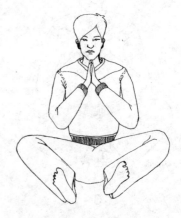

图 4 -1   图 4 -2

　　做功时人端坐床上，用两个脚的后跟支撑足掌，进行振掌、感掌，体会两足掌之间的气感。等到明显地感觉到两足掌间相吸和相拒的气感存在时，继而弯曲脚趾，用两只足掌形成意念心。由于人的足掌不像手掌那样灵便，所以练足掌感掌功、用足掌形成意念心要困难些。但只要有恒心，坚持练功，不久就可以做到。初练感掌功的时候，手掌功和足掌功一起练，往往顾此失彼，不容易做好，可以先分别练习。首先将足掌处于合掌功的功态，单独练习手掌感掌功。等到手掌感掌功练好，动作自如之后，再将手掌处于合掌功的功态，单独练习足掌感掌功。等到足掌感掌功也练成之后，手掌感掌功和足掌感掌功再合起来同时进行。同时练手掌感掌功和足感掌功，要特别注意手、足掌动作的协调。

　　有人说，手掌感掌功和足掌感掌功合起来同时进行相当困难，能不能一直不合起来练习，只分别练习手掌感掌功和足掌感掌功。这样先练一种，过后再练一种，多费一点时间，效果不是一样吗？对于这个问题，正确的回答是效果不一样。分别练习手掌感掌功和足掌感掌功虽然在保健方面有相当的作用，但绝代替不了手掌感掌功和足掌感掌功同时练习时的功效。因为当两只手掌之间和两只足掌之间同时形成意念心的时候，练功者进入了一个十分重要的气功状态。在这种功态下，手掌间的意心、人体内的实心和足掌间的意心同时存在，形成了上心，中心和下心三个心同时出现的局面。这三个心又分别被称作天心、人心和地心。在这三个心中间，有一个心是实心，主血，另外两个心是意心，主气。这个时候，练功者进入了三心二意的功态。俗话中所说的三心二意，原本指的是气功中的一种重要的功态，在这种功态中，有三个心同时存在，其中实心只有一个，另外两个是意心。局外人听到三心二意这个词，转意用到日常生活中去，而真正了解这个词的含意的人并不多。在三心二意的功态下，人心在天心和地心两个意心的扶持下得以休生养息。三心二意的功态，体现了天、地、人三才的和谐。由此可见，分别练手掌感掌功和足掌感掌功代替不了两者的同时练习，因为分开练习达不到三心二意的功态。分开练习只能作为初学时为掌握功法的一种辅助手段，等到手掌感掌功和足掌感掌功都练好之后，一定要克服困难，将手掌感掌功和足掌感掌功合起来一起练，争取进入三心二意的气功功态。

为了便于同时练习手掌间的感掌功和足掌间的感掌功，也有人采用半仰卧或仰卧的姿势练功（见图5）。

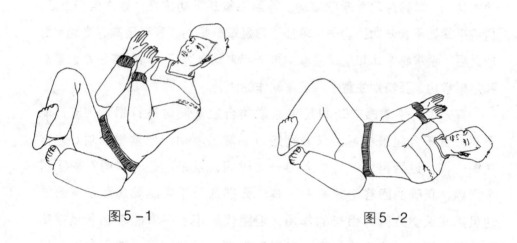

图5-1   图5-2

（二）意念心的特点

表现为三有和三能。三有是：有形、有意、有气。三能是：能动、能通、能控。这就是说，意念心虽然是意念之物，但绝不是看不见摸不着、不可捉摸的东西。它有形，就在练功者的面前。练功者将意念集中在它的上面，意想它是经络形成的闭环中的特殊的心脏。练功者可以清楚地感受到它在促动气在经络闭环中的运行，意念心可以凭练功者的意念控制它的跳动。

（三）关于感掌功的要领口诀

双掌相对合未合，掌心之间微微热。

推时相拒拉相吸，两掌振荡应脉搏。

14

逐渐加大掌间距，十指放松并弯曲。

形成体外意念心，其中出入乾坤气。

一心血脉达二心，二心气脉返一心。

心应三才共感应，气血通畅寿康宁。

感掌功是顺应人体节律进行自我调节，减轻心脏负担，促进体内气血流畅的好方法。心脏跳动是人体的各种周期性生理活动节律中最重要的节律，每个人不完全相同。外界的频率不同，幅值不同的振动对人体自身的有节律的生理活动会产生不同的影响。外界的有节律的振动如果能与人体自身的活动节律相和谐，就有益于人的健康。如果外界有节律的振动与人体自身活动节律不相和谐，就有害于人的健康。如优雅的音乐能使人心情愉快，而噪音就使人心情烦乱。但外界很难找到与每个人的心动节律完全和谐的节律，这个节律要靠练功者自己去创造。意念心就是练功者自己创造出来的与自己的心动节律和谐的辅助心脏，意心跳动与实心跳动和谐的程度，取决于练功者对感掌功的掌握与熟练程度。

以上介绍的合掌功和感掌功是乾坤掌基本功法中的两种静功，下面介绍的击掌功和抖掌功是乾坤掌基本功法中的两种动功。乾坤掌养生功法在漫长的流传过程中，其静功传下来的东西较多，而动功传下来的东西较少。

三、击掌功

击掌功以两掌拍击为主要动作，按拍击力量的大小分为拍掌、鼓掌和击掌三个等级。拍击的部位可以选择在人体的前、后、左、右和头顶，常练的击掌功是胸前的轻微拍掌功，它的做法和感掌功类似。练功时人端坐在床上或坐垫上，开始练合掌功，继而转入感掌功的功态，形成意念心。等到意念心的跳动稳定之后，在感掌功的基础上加大振掌的动作，双掌在振掌过程中时时相互接触，轻微拍打，这样就加大了意念心跳动的力量，有助于意念心促气在经络形成的闭环中的运行。当练感掌功加大振掌动作，两掌相互接触、轻微拍打时，就被看作已进入击掌功的功态。拍掌还有一个功效，就是在拍掌的过程中，体内的病气和邪气可从双掌的间隙中排出。但拍掌也有一个需要注意的问题，就是拍掌过度会在一定的程度上伤气，所以练功者要慎重掌握。一般练习乾坤掌养生功法的人，在练习合掌功和感掌功有了一定的基础之后，在练感掌功的过程中间加入一段轻微的拍掌，可以提高练功的效果，但不宜过久，应再转入感掌功和合掌功的功态。初学乾坤掌养生功法，还没有一定的合掌功和感掌功基础的人，或虽已练功多日，有了一定的合掌功和感掌功基础，但属气虚体弱的人，不宜在练功中加入拍掌。练习拍掌功时，意念一改感掌功时的松弛状态，思想集中、动作认真，时刻警惕活动不宜过量。其状应易经乾卦九三的爻辞："君子终日乾乾，夕惕若。"意思是有道德的人，白天勤奋，夜晚警惕。

气足体壮的人练习合掌功，感掌功以及击掌功中的拍掌功有了一定的基础之后，还可练习力量较大的鼓掌和击掌，这可以为进一步练习双掌向外发气和增强双掌搏击力量打基础。但即使是体壮气足的人，也需要在合掌功和感掌功的基础之上练习击掌功。过去有一些练功者，凭借其良好的身体素质，每天大量地练习手掌的搏击动作。开始的阶段虽然有明显的进步，后来就一直停留在一定的水平上无法再进一步提高，其原因就在于耗气过度而没有以相应的静功养气，所以练动功必须有静功作为基础。练习击掌功时，意念由掌间升到空中，心情奔放，其状应易经乾卦九五的爻辞："飞龙在天。"处于飞龙在天的功态、时间当然不能过久，正如"老子"二十三章所说：

飘风不终朝，骤雨不终日。

孰为此者，天地。

天地尚不能久，而况于人乎！

所以说击掌功练习到一段时间之后，要逐渐减小两掌的拍击力量，继而转入感掌功和合掌功的功态，休生养息。正如易经乾卦演至九五，达到飞龙在天的地位，必须复归于坤，以求保全和进一步的发展，如果只知进而不知退就会落到"亢龙有悔"的地步。

如前所述，在感掌功的基础上加大振掌的动作，振掌过程中双掌相互接触、轻轻拍打，就进入拍掌功的功态。这里要特别注意的是，所谓加大振掌动作，指的是加大振掌的振幅，而绝不能加快振掌的频率。初学拍掌功的人，最容易出现的差错就是当感掌功练好稳定后，需要加大振掌动作进入拍掌功态，在加大振掌的同时也加快了振掌。这就破坏了在感掌功态下建立起来的与心动节律和谐的振掌节律，等于破坏了练习拍掌功的基础，这样，自然不能期待会产生良好的练功效果。这个差错在练功中要时时注意，不断地纠正。所以说要遵照"君子终日乾乾，夕惕若"的精神练习拍掌功，这样才能将拍掌功练好。

击掌功也可以在足掌之间进行，或借助于物体，在足掌与物体之间进行。由于人的足掌不及手掌灵便，拍足掌的功法做起来不大容易。但由于人的足部在人体的下端，古人认为"清气上升，浊气下降"，所以足部沉积浊气较多。另一方面，足的气比手充实。因此，足掌拍掌功对排除体内病气和邪气比手掌拍掌功的作用更大。所以有可能的话，应克服足掌不灵便的困难适当练习足掌拍掌功。过去人们常用跳绳这种游戏代替足掌拍掌功，练习乾坤掌养生功法的人在跳绳前后，均要进行合掌功和感掌功的练习，这一点与一般人进行跳绳活动不同。体质差的人不宜做跳绳这样的剧烈运动，可以坐在椅子上，两只脚掌同时轻轻地拍打地面，或交替地轻轻拍打地面。这样，沉积在足部的浊气在足掌拍打地面的过程中由足掌上的穴位排出。

四、抖掌功

抖掌功以手臂的抖动为主要动作，按照抖动的方式和力量的大小可以分为弹指、抖掌和甩臂三种功法，统归属于抖掌功一类。

做抖掌功也是先从合掌功和感掌功开始。在感掌功的练功过程中，如果想要转入弹指功，可以把原本相对振动的双掌一齐转向前下方振动，在手掌振动的过程中，当向体内方向收臂的时候，双掌呈半握拳状。随后，当双臂向前方振动的时候，就势将十指弹开，如此重复弹指数十次。弹指功的作用包括两个方面。一方面在弹指的过程中可以带动全身经络的抖动，以利于气在经络中的运行。另一方面，侵入经络中的病气和邪气可以在弹指的过程中由指端的穴位弹出。如果觉得弹指的力量不够大，可以练习力量较大的抖掌功。具体的做法是当双臂向前振动时手腕处弯曲，双掌用力向下翻转，当双臂向体内方向振动时双掌向上翻回原状。这样，双掌就随着双臂的前后振动而上下翻转抖动。抖掌功排除病气的功效比弹指功大，因为在做抖掌功的时候，不仅手掌抖动的力量比弹指功大，而且病气和邪气不仅经过指端的穴位排出，而且可以由全掌上的一切穴位排出。排除病气和邪气效果最大的是甩臂功。甩臂功的做法是当双掌向身体前方振动时，将双臂向前方伸直，然后双臂自然下垂并就势甩向身后，接着双臂向前摆，抬臂收臂恢复原状准备好下一次的动作。如此重复甩臂十多次到数十次，根据练功者的体力自己掌握。

抖掌功包括弹指功、抖掌功和甩臂功，虽然能够抖动经络以利于气在经络中的运行，又能排除体内的病气和邪气，但过量练功则会伤气。因此，练抖掌功必须有合掌功和感掌功的练功基础，气虚体弱者不要练。体质较好而又有合掌功和感掌功基础的人练抖掌功，选择弹指、抖掌和甩臂三种功法的哪一种，每次练多少次，要根据自己的体质情况而定。抖掌功练习结束后，一定要立即回到感掌功和合掌功的功态，练一会儿感掌功和合掌功。

在20世纪60年代，有一种称作甩手疗法功法曾经风行一时。每天早上在街头，公园里有不少人在练习甩手。甩手疗法这种功法原本是有一定道理的，它与本功法中的抖掌功中的甩臂功有某些类似之处，应该有排除体内病气和邪气的作用。然而当时练习甩手功的多数人并没有相应的静功作为基础，也不考虑自己的身体素质和病气的所在，只是每天坚持大量地练习甩手。结果气血充实而仅有小病的人确实见到了一些效果，而气虚者过量地练习甩手功，非但没有排除病气，反而伤了元气，此后甩手疗法不再流行。事实上不是这种方法没有用处，而是用之不当。

足掌抖掌功对排除体内的病气和邪气有重要的作用。如前所述，足部位于人体的最下端，是浊气聚集的地方。因此，抖动足掌，排除足部积聚的浊气，对健康大有好处。足掌抖掌功的做法，通常是两条腿分别做。先使一条腿站立，另一条腿悬空，一条腿站不稳的人可借助于手扶持桌、椅、栏杆等物。悬空的足掌开始抖动，抖足掌一般采取两种方式。一种是下拍抖足，它的动作好像是用悬空的足掌在拍一个皮球。另一种方式是前踢抖足，它的做法好像是提足向前踢足球。两种抖足的方法相比，前踢抖足的力量较大，在足掌前踢时浊气由趾尖排出。下拍抖足的力量较小，在足掌下拍时浊气由足掌上的一切穴位排出。练足掌抖掌功，通常是下拍抖足和前踢抖足交替进行，一只足的抖掌功练一段时间换另一只足练习。体质较差的人可不练前踢抖足，只练力量较小的下拍抖足。

下拍抖足功还有一种做法是练功者坐在椅子上，两腿前伸，两足掌一齐下拍或交替下拍。还可以在两足掌一齐下拍的同时，两只手掌也一齐下拍，手掌抖掌功和足掌抖掌功一起做，继而，手掌拍掌功和足掌拍掌功一起做。这种做法不消耗过多的体力，又有较好的排除浊气的功效，适合于体弱者练习。

足掌抖掌功也有代替它的一种游戏，就是踢毽子。过去练习本功法人家的小孩都善于踢毽子，有的人到了中老年还会踢几下。

小提示

　　到此为止简要地介绍了乾坤掌基本功法中的四功。两种静功——合掌功和感掌功，两种动功——击掌功和抖掌功。相传在古代的乾坤掌养生功法中，四功的内容都比较丰富。乾坤掌养生功法传到今日，养生是练功的主要目的。乾坤掌基本功法中的两种静功传下来的东西比较丰富，而两种动功退居到辅助地位，传下来的东西比较少，许多细节已经失传，至今能全套演习乾坤掌动功的人尚未发现。

五、八　法

　　乾坤掌养生功法中的八法指的是压、擦、对、振、翻、转、推、抓八种掌部的动作方法。八法既可以各自作为单项的手足掌操来作，又是乾坤掌的四功和许多扩展分支的组成部分。现在将八法分别简单介绍如下。

（一）压法

　　压法就是两掌相压。压掌的作用是在合掌的基础上进一步促进左、右经络的沟通。在合掌功的练功过程中，可以通过腕部使两掌之间有一定的压力，以增强练功的效果。两掌相压的力量由小到大，再由大到小地变化，其间用力最大的时间不宜过长。在合掌功的练功过程中还可以应用一种有节律的轻压掌来形成意念心，促进气在经络中的运行。在合掌功中用压掌法形成的这种意念心，由于它的形状为平面，所以称作平心。平心鼓气的作用不及感掌功中的意念心，其气细微平和性状正如《老子》中"绵绵若存，用之不勤"之语。这种状态最适合体弱者练习，称这种功态为平心静气。在平心的脉动过程中，两只手掌的掌心的凹部构成的扁平空间的体积在做周期性的增大和减小。与此同时，包含在这个空间中的气体的压力也在做周期性的变化，这些变化均能促进人体中气血的运行。身体素质较好的练功者，可以练习力量较大的压掌，久练有助于增强掌部的力量与灵巧。压掌法也可以在足掌之间进行，在进行足掌相压练习有困难的时候，常用双足压地面的方法代替。

（二）擦法

擦法指的是两掌互相摩擦。擦法按摩擦的性质可分为显擦、隐擦和空擦三种，按摩擦的方向分为纵擦、横擦和旋擦三种。

显擦：两掌之间真正的摩擦，摩擦的力量可大、可小，摩擦的速度可快、可慢。擦掌的作用在于使掌中的一切穴位进入活动状态，以利于下一步练功。因此，擦掌多用于练功前的准备。如果在练功前先略做擦掌，能够较快地进入理想的功态，增进练功的效果。擦掌也作为从事各种技艺工作之前的准备工作，俗话说"摩拳擦掌，跃跃欲试"，就是这个道理。

按摩擦方向分的纵擦、横擦和旋擦三种擦掌的做法如图6所示，其中旋擦又有两种旋擦方向，在练功中要交替使用。

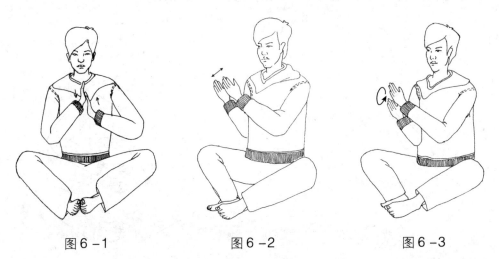

图6-1　　　　　　　图6-2　　　　　　　图6-3

隐擦：一般在练合掌功的过程中，双掌合在一起不分开，按图6所示的方向使双掌间受力。所谓隐擦指的是擦而不滑，用物理学的语言来说，就是在双掌间先施加正压力（应用压掌法达到），然后再施加剪切力（按图6所示的三种方法达到），但剪切力的值达不到相应正压力下的最大静摩擦力，在这种情况下两掌之间有摩擦力作用而无滑动。隐擦的效果在于使双掌间相应的穴位受到一个横向的作用，加强了双掌间经络的耦合，以利于气的运行。

空擦：一般在练感掌功的过程中，双掌不接触，但不采取一般的振掌方法，而是按照图6所示的纵擦、横擦和旋擦三种动作。由于做这些动作时双掌并不接触，所以叫做空擦。空擦虽然双掌没有接触，但双掌间的作用在练功过程中可以明显地感受到。空擦中双掌的作用通过气来实现，因此练功中气感的强弱与练功者的功夫深浅程度相关。空擦的作用在于使双掌中相应的穴位受到横向的感应。

（三）对法

一般地说，只要两掌相对而不接触，保持一定的距离体会两掌之间的气感，这类作法都称作对法。对掌时两掌既可以一左一右，也可以一上一下，掌间的距离可近可远。对掌法的姿势如图7所示。

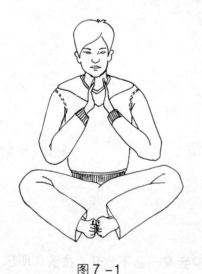

图 7 -1

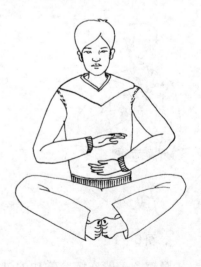

图 7 -2

22

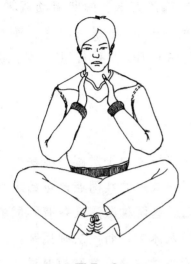
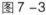
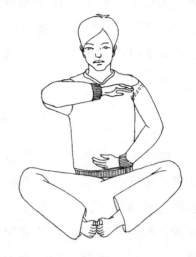

图 7 -3   图 7 -4

对掌法不仅用于一个人自己练功，也可以与他人对掌练功。在乾坤掌养生功法的分支，大自然感应功法中，也广泛采用将手掌对着自然界的物体和自然现象进行感应，这些都是对掌法的应用。

（四）振法

在对掌法两掌相对的基础上，两掌进行有节律的振荡，这种做法称作振掌法。如前所述，振掌法是在感掌功中形成意念心的基本做法。除此之外，对他人、对物体都能进行振掌感应。在大自然感应功法中应用振掌可以增强感应的效果。

（五）翻法　（六）转法

这两种功法的做法是翻动和转动手掌和足掌，是活动腕部的做法，久练有助于增长掌、腕的灵活性，有助于技艺的提高。翻掌和转掌，既可以单掌进行，又可以双掌并起来，在合掌功的练功过程中穿插进行。前面所讲的合掌功十五式中的许多功式都用到了翻掌与转掌这两种功法。还有一小套专门练习合掌翻掌和转掌的功法，做法是合掌之后，先从压掌开始，接着做隐擦并采用旋擦的方法。由此带动双掌、双臂、头部、颈部直至腰部的摇摆与旋转。进行一段练习之后，转入合掌功态静养，然后收功。这种功法，不伤气力，又能促进全身活动与气血流畅。

（七）推法　（八）抓法

推法的做法是掌部向前推，着意、着气与着力于掌跟。抓法的做法是用指部向后抓，注意点在指部。这两种做法的共同点是可练习掌部的力量与灵巧，久练有助于技艺的提高。这两种做法又各有不同的作用，推法可用于抵拒外来邪气，以免侵入体内，而抓法则用来排除侵入体内或体内病变所产生的邪气。这两种做法又常常和振掌法、抖掌法与击掌法结合在一起使用。这两种方法使用要适当，使用过量会伤及自身或他人的元气。个人练推法和抓法之后，一定要转入感掌功与合掌功的功态养气。对他人进行抓法之后，要继之以振掌法对他人进行调理，然后才能收功。在抓法之中还有一种叫做掌心抓的功法，即不用指部，而用掌心来抓除邪气。这种做法不会伤及被抓对象的元气，适合对体弱者施用。其问题在于在应用掌心抓的过程中，邪气会侵入施功者的体内。施功者于施功之后，要继以甩臂功排除邪气，再进行感掌功与合掌功。这样一来，程序很复杂。但对于体弱者只能用掌心抓法而不能用通常指部的抓法，自身体质弱、功力差的人不能做掌心抓法。

小提示

到此为止介绍了乾坤掌基本功法的四功和八法，为了便于初学者掌握，采取按顺序、逐一介绍的方式。但在实际的练功中，四功和八法是交织在一起的，功中有法，法中有功，这些功法又贯穿应用于乾坤掌一切分支功法与扩展功法之中。

六、三式和四象感掌功

（一）三式

　　乾坤掌养生功法包括手掌式、足掌式和手足掌式三种练功的方式。手掌式指的是两只手掌之间的功法，足掌式指的是两只足掌之间的功法，这些前面已经介绍过了。通过练习大家一定体会到，手掌式的一切功法练起来都比较容易掌握，因为人的手最灵巧，练功不久的人都能形成意念心，达到得心应手的程度。人的腿脚就不像手那样灵便，要使足掌进行振掌感掌并形成意念心就比较困难了，所以足掌感掌功不容易做好，有些人练功很久也练不成足掌感掌功。最初是为了克服这个困难，又发展了手、足掌之间的功法，称为手足掌式。与以前的手掌式和足掌式，统称乾坤掌养生功法的三式。下面介绍手足掌式。

　　手足掌式的概念泛指手掌与足掌之间的一切功法形式，并不限于感掌功。但以感掌功的手足掌式最为重要，所以我们以感掌功的手足掌式为例来说明手足掌式的要妙，也就是四象感掌功。

（二）四象感掌功

　　做手足掌式四象感掌功的时候，足掌可以不动，以手掌对着足掌做振掌，使手掌和足掌之间产生气感，形成意念心。如果用左代表乾，右代表坤，用手代表上，足代表下，则手足掌式感掌功可分为以下四种形式：

　　1. 右手掌对右足掌，象征坤上坤下，用卦的符号表示为☷，应老阴之象。

　　2. 右手掌对左足掌，象征坤上乾下，用卦的符号表示为☳，应少阴之象。

　　3. 左手掌对右足掌，象征乾上坤下，用卦的符号表示为☶，应少阳之象。

　　4. 左手掌对左足掌，象征乾上乾下，用卦的符号表示为☰，应老阳之象。

　　这四种手足掌之间的感掌功的形式，恰与易经中的四象相对应，所以又叫做四象感掌功。四象感掌功中的四种功式，每一种都能够形成意念心。这些意念心分别叫做老阴心、少阴心、少阳心和老阳心，这四种意念心分别对十二正经和与之相关的腑脏有其独特的调理作用。不同的意念心，对应于不同的经络与腑脏，练功者可以根据自己的体质情况在四象感掌功中选择练功的重点。

手足掌式感掌功的四象感掌功法在练功中可以逐个进行，也可以两个同时进行，如图8所示。逐一进行时练功的顺序按上记1、2、3、4。值得注意的是将1，即老阴感掌功的练功时间一分为二，分别放到练功序列的开始和结尾，也就是练功由坤位开始，练功结束又回到坤位。两功同时进行时的练功顺序是先练1和4，即左手掌对左足掌练功，右手掌对右足掌练功（图8-1）。然后再练2和3，即左手掌对右足掌练功，右手掌对左足掌练功（图8-2）。练完2和3之后，还要回过头来再练1和4，然后再收功。在练功时间安排上，前后两度练1和4的时间与中间一次练2和3的时间可安排得大致相等。

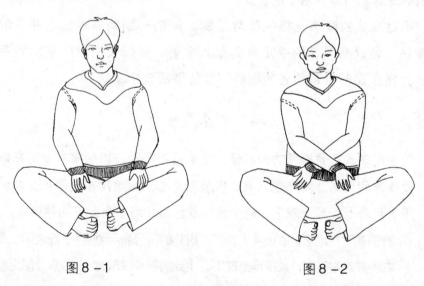

图8-1   图8-2

综上所述，四象感掌功的练功顺序有两种顺序。前一种由坤位开始，最后又回到坤位，这种练功顺序称作归藏序。后一种由乾、坤二位开始，练功结束前又回到乾坤二位，这种练功顺序称作周易序。两种练功顺序分别反映了归藏易与周易二位卦的演卦顺序。

手足掌式感掌功创立的原意，在于弥补足掌不灵便之不足。这种功法创立后并经多代人的练习，发现手足掌式感掌功还有其独特的功效。第一，手足掌式感掌功可以使十二正经中的手六经和足六经交替形成闭环，这可以促进人体自身手与足之间的气的交流。这样，就能够以足气的充实弥补手气的不足，以手气的灵巧弥补足气的迟钝。第二，在前述人体中的十四个闭环中十三个皆为水平环，只有督脉和任脉形成的闭环为垂直环，沟通人体上、下之间的气的交流。显然，人体上、下之间气的通道不充足。督脉和任脉形成的垂直闭环，局限于人体的躯干而不能及底。手足掌感掌功开通了多道沟通人体上、下的气脉通道，大有利于气在人体中的上、下运行。第三，手足掌功通过四象感掌形成不同的意念心，这些意念心对人的不同的腑脏各有其独特的作用。因此，练功者可以根据自己腑脏的偏衰与偏盛的情况，在四象感掌功中选择练功的重点，以达到最佳的功效。四象感掌功与腑脏的相关对应关系如下：

1. 右手掌对右足掌——肺、脾。

2. 右手掌对左足掌——心、肾、肝、心包。

3. 左手掌对右足掌——胆、三焦、胃、大肠。

4. 左手掌对左足掌——小肠、膀胱。

例如，练功者肾虚，心肾不交，可以把右手掌对左足掌的感掌功作为练功的重点。练习四象感掌功时，可采用归藏序的练功序列。其当练到2，右手掌对左足掌感掌功时，将练功时间延长到练其他功式的三到五倍，充分疏通与心、肾相关的经络并颐养心、肾二脏的脏气。依据这一原则，我们看到，练习四象感掌功是因人而异的，不同的练功者练功的重点不同。

如前所述，手足掌功泛指手足掌之间的一切功法，不限于四象感掌功。乾坤掌基本功法，四功与八法中的许多功法都可以在手足掌之间进行。擦法就是其中最常用的例子。用手掌擦足掌的保健方法在民间广泛流传，但在做这种功法时要意、力、气协调一致，要以易理指导正确运用，才能收到最好的效果。总的原则是以养气为主，辅之以排宣病气和邪气。例如，练功者因肝火盛造成脾虚，木盛克土，练手足掌功时可先用右手掌擦左足掌的手足掌擦法排宣肝火，再做右手掌对右足掌的手足掌合掌功养脾。总之，练功者掌握了乾坤掌养生功法的基本功法与基础功理之后，就可以在功理指导下根据自己的身体情况，选择编排适合自己的功法。

小提示

　　到上节为止已经介绍了乾坤掌基本功法的四功、八法和三式。按照过去传授乾坤掌养生功法的惯例，基本功法传授到这里就算传授完毕。本节要介绍的混元一气功是乾坤掌养生功法的重要基本功法，这一功法过去只在少数人中间秘传，其他人只知其名而不知功法如何修炼。当然，其他门派的气功中也有同名而内容不同的功法。

七、混元一气功

　　混元一气功又称太乙真人混元一气功。过去由于人们对于这种功法的内容不清楚，而这种功法的名称多少带有神秘的色彩，因此被部分人误传为一种武术功法，常被小说家写入传奇故事。但这个功如何"混元"，为什么称作"一气"，故事中也往往讲不清楚。实际上混元一气功是一种朴实的养生气功，这种气功人人可以学可以练，修炼这种功法能达到较好的保健作用。

　　混元一气功是在手足掌式感掌功的基础上发展起来的。通过上节的介绍大家知道，手足掌式感掌功做起来最方便的两种方式是右手掌对右足掌的老阴感掌和左手掌对左足掌的老阳感掌，两种功同时练也非常方便。如前所述，这样做有利于气在人体中的上下运行，与此同时气在人体中的左右运行则被削弱了。为了既能发挥长处，又能避免短处，又发展了手足掌感掌功的第五种形式，这就是集手足掌感掌功之大成的四掌共感式感掌功。四掌共感式感掌功的做法如图9所示。

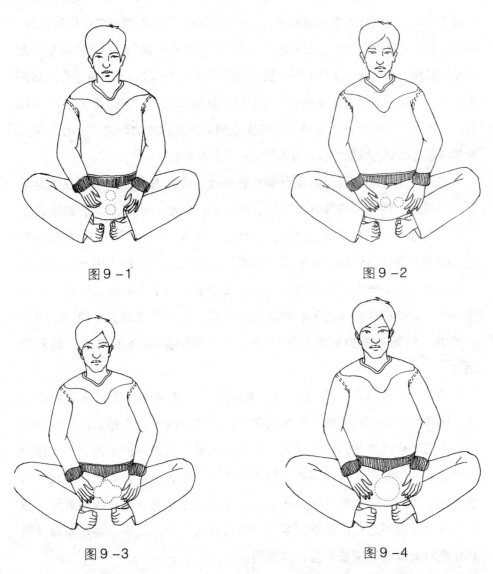

图9－1　　　　　　　　　　　　　图9－2

图9－3　　　　　　　　　　　　　图9－4

　　练习四掌共感式手足掌功，人端坐平处，足掌向上翻，手掌向下。四掌围成一圈，进行振掌感掌。先在两只手掌之间和两只足掌之间同时分别进行振掌感掌，各自形成意念心（上心和下心，图 9 -1），待上、下意念心稳定之后，使上、下两个意念心接近，两个意念心接近后又分离，分离后又接近，如此上下不断地振荡。当上下两个意念心进一步接近时，突然上下两意念心消失，在左手掌与左足掌之间，右手掌与右足掌之间出现了意念心，分别叫做左意念心和右意念心，也就是前面所说的老阳心和老阴心。待左右两意念心稳定之后，同样控制它们接近，分离并左右振荡。此后，上下两个意念心与左右两个意念心交替隐现。直到四个意念心同时显现的瞬间（图 9 -3），四个意念心突然融为一体，化作一个较大的意念心，在手足四掌围成的空间中振荡（图 9 -4）。此时，体外只有一个意念心与体内的实心相对应，称此功态为"一心一意"。四掌共感式感掌功练到此步，进入混元一气功的功态。

混元一气功的作用是将来自手左右六经、足左右六经的气，在手足掌间形成的唯一的气心中混合、交换，然后又在此唯一的气心的鼓动下流向手左右六经和足左右六经。这就大大促进了人体中上、下、左、右气的交换，促进全身气血流畅，达到调和四象，燮理阴阳的目的。由于功法中两个气心化为一个气心，所以称作一气，又由于来自手左右六经和足左右六经的气，都要在这唯一的气心中混合、交换，所以称作混元。因此，混元一气功一方面不是神秘难练的功法，一方面确是综合多种优点的养生功法。

练混元一气功入门不难，但要掌握好一气的跳动，使它能更好的混元，仍需相当时间的修炼。熟练掌握混元一气功的人，不但能很好地调理来自十二正经的真气，还可以利用左右手足掌四掌之间的间隙，一面排除体内的病气和邪气，一面吸收自然界的真气。因此，学会并练好混元一气功，终生受用无穷。对于混元一气功，前辈有如下的评语：练成混元一气功，寿比南山不老松。这里把混元一气功的练法介绍出来，也是希望这种功法能对大家的健康长寿起一点作用。

混元一气功有不同的练功方式，常练的两种方式是坐式和卧式。坐式练功，练功者坐在床上或椅子上，意心在胸前形成。有的练功者比较注重练功的方向，春季向东、夏季向南，秋季向西，冬季向北。卧式练功，意心在人体上部形成。无论坐式练功或卧式练功，意心均由小到大，再由大到小地变化。混元一气功结束时，一般都回到合掌功的功态。

八、五 效

乾坤掌养生功法的五效是指久练这种功法，能够在五个方面产生有益的效果。这五个方面按五行划分如下：

1. 养生——土
2. 益智——水
3. 医疗——木
4. 武术——火
5. 技艺——金

养生是现今人们修炼乾坤掌养生功法的主要目的。通过本功法的修炼，达到疏通经络、养元气、祛邪气的目的，有益于健康。练这种功法能否使人长寿，如果举出乾坤掌养生功法的先辈太乙、庚申等的寿数均在百岁以上的例子，恐怕不能说明问题。因为一则年代太久，二则是个别人的例子。但由于这个功法过去主要在一个家族内流传，据记载，练习这个功法的家族的人在人生七十古来稀的古代，寿数却多在八十多岁，明显高于同样生活条件下的一般人的平均寿数，这与古人认为练习此功可增寿一纪（十二年）的说法大致相符。

在益智方面，从功理上说通过练习本功法可以使大脑气血经常保持充沛、通畅，有利于思维活动。能够比较明显看出效果的是过去练习乾坤掌养生功法的人，达到八九十以上的高龄，头脑仍非常清楚，所以这种功法在防止和推迟老年呆痴现象方面有一定的功效。

在医疗方面，乾坤掌养生功法传至今日，主要已成为养生功法，不作为直接治疗疾病的方法。通过练习乾坤掌养生功法，调理气血，有助于身体的康复。

　　在武术方面，相传在东汉末年族中先人耿焰曾在这方面有所发展，创建过乾坤掌养生功法的拳术和剑术。其后如何承传，笔者未能调研清楚。民国初年山西省督军阎锡山先生倡导国术，乡间常举行武术表演、比赛，当时晋北乡间有人表演过乾坤掌拳法，当时表演者的后辈现在何处尚未寻访到。

　　在技艺方面，指的是久练这种功法，有助于各项技艺水平的提高。人间各种技艺，都要靠手去完成，本功法就是由掌功入手的养生功法。手部气血充实，活动灵巧，自然有助于学习掌握各种技艺。特别是要想使技艺达到相当高的水平，就不能不打下广泛坚实的基础。不能仅限于具体技术的苦练，而且要同时修炼掌功。北魏时代，先辈参加云冈石窟的雕刻，先人们将乾坤掌养生功法的许多功态反映到云冈佛像群雕之中。

乾坤掌养生功法的
扩展与分支

　　乾坤掌养生功法以其基本功法——四功和八法为基础，在漫长的历史年代中，在多代人的修炼过程中曾经产生、衍化出许多的扩展功法与分支功法。这些扩展功法和分支功法有的已经失传，有的演化成独立门派的功法。现在要把乾坤掌养生功法的扩展功法与分支功法确切地、完整地收集整理出来，确实是一件困难的工作。四十多年来，笔者在山西、陕西、甘肃、宁夏、新疆、内蒙古、辽宁、山东、河南、河北、北京和天津等地，在所遇到的族人中持续不断地进行收集工作，并将收集到的东西做了一些初步的整理工作。

　　收集难，整理更难。在整理工作中所遇到的第一个难题是怎样判定所收集到的功法属于乾坤掌养生功法体系。在这方面笔者在实践过程中与族人共同确定了四条原则。①功法的起势和收势，均为合掌功，体现了合掌功是乾坤掌养生功法的基础。②功法的主导部分应用各种形式的感掌功，体现了感掌功是乾坤掌养生功法的核心。③功法中的各项配合部分主要来自乾坤掌基本功法——四功和八法。④功法的功理贯穿着由坤开始，最后又复归于坤的易理。符合这四条原则的被认为是乾坤掌养生功法的分支功法和扩展功法，不符合这四条原则的，则否之。在整理过程中遇到的第二个问题是曾经见到一些朋友在练自家的乾坤掌养生功法，但观其功法内容，与本书所讲的乾坤掌养生功法不属一个功法体系。笔者认为这好像人的名字一样，几个人可能会起了同一个名字，功法中出现同名现象也不足为怪。如果能认定确实属于一个体系、同一来源，当然可以相互补充，丰富本功法体系的内容。如果不属同一体系功法而属同名不同功，应当相互切磋，不能有门户之见，同名并不妨碍各自独立的发展。在整理乾坤掌养生功法的分支功法与扩展功法中遇到的第三个难题是在这些功法中，有一些功法的功效还有待于检验。对于这部分内容当然应当做深入的研究，进行实际体验，做出客观的结论，但这些工作不是少数人在短时期内所能做到的。就目前情况看，为不使功法失传，首先要把功法内容要点记录下来。如果这些内容失传了，也就谈不上深入研究了。但有一点可以肯定，就是这些功法绝不会有副作用，所以在这里介绍出来供大家参考。另有一些做法与过去民俗中的节日行事相关，是一定历史条件下的产物，不一定有明确的保健功效。下面分别介绍乾坤掌养生功法的扩展功法与分支功法。

一、两人对练与多人共练

两人对练与多人共练的作用在于进行人与人之间的气的交流，达到传递信息、协调行动、以强助弱、共同健康的目的。

相传古人沉默寡言，他们在日常生活中，在野外行进中和狩猎、放牧中常常使用手语。古人的手语不仅有手势，而且有人与人掌间的气感。利用这种气感传递信息，可以保障人们在共同的行动中协调一致。各个部落的气感信息各不相同，人们以此识别自家人与外来人。千字文中的"同气连枝"，最初就来源于此。这种传递信息的方式，人们在休息、娱乐和祈祷、祭祖等活动中也广泛使用。古代人们缺医少药，人们平时以气功养生。当有人得了病，自我调理困难时，周围的人自发地产生以气帮助病人康复的想法，并这样去做。

　　由于人与人之间的感掌有上面所说的这些作用，在平时就需要练习。两人对练与多人合练的方式有多种，大体上分为两种类型。一类是对等式的，即参加练功的人均发挥主动性，共同练功、共同提高。另一类是非对等性的，即体弱的和功力浅的人在身体健康者和功力深者的带动下练功。下面简单地叙述几种常用的练功方式。

（一）　两人对练

　　两人对面而坐，如果两人之间的距离较近两人的足掌可以相对。如果两人之间的距离较远，两足可以各自做下合掌。不论两人之间的距离远近，手掌均在胸前彼此相对。当两人之间的距离较近时，两人之间进行对掌，掌间就会有气感。当两人之间的距离较远时，在对掌情况下气感不明显。此时两人同时进行振掌，气感就会十分明显。一般人都是先从近距离练起，然后逐步加大练功的距离，功夫深的人可以做到隔河感掌。

　　如果在两人之间放置一个屏风将两人隔开，两人掌间的气感会受一定的影响。经过一定时间的练习，气感又能恢复，看来手掌发出的气有一定的穿透性。

　　两人合练，还可以距离较近对坐，使两人的四只手掌围成一圈，进行两人之间的四掌共感式。此时在两人之间的空间产生一个气心，在此气心中进行气的交换，其状类似于上章所叙述的混元一气功。

　　人的足掌间的气感不及手掌，通常当两人对练距离稍大时足掌间的气感消失，在这种情况下两人的双足必须各自做下合掌。因为当足掌间气感消失，专注于手掌间的气感时，外界邪气容易借机从足掌的穴位侵入人体经络。进行下合掌使下六环闭合，就可以避免邪气的侵入。当然，在足掌间气感明显存在的情况下就不必进行下合掌，两人手掌对手掌，足掌对足掌进行感掌功的练习。

（二）　多人共练

　　三人以上在一起练功称作多人共练。多人共练的方式有多种，在这里介绍三种。

1. 单圈式。练功的几个人围坐成一圈，面向圈内。每个人的足掌都做下合掌，手掌在胸前向着圈内，注意所有的人的手掌要在大致相同的高度，大家一起进行振掌感掌，振掌的动作要协调一致。为了确保动作的协调，练功者中间要有一个人担任领功，振掌的快慢、幅度、方向等都要由领功人确定，其余参加练功的人按领功人的指挥去做。在练功过程中，在众人围成的圆圈中心上空可以形成一个共同的气心，气心可大可小、可升可降，可向不同方向旋转，一切按领功人的意志进行。当气心变小并高高升在众人围成的圆圈中心上空时，每位参加练功者的双掌与气心之间，各有一道气弧相连。练功者通过这两道气弧，与空中的气心进行气的交换。空中的气心，不断与自然界进行气的交换，吸入真气，排出邪气。

2. 双圈式。参加练功的人分坐内圈和外圈，内外两圈的人数要相等。内圈的人面向外圈，外圈的人面向内圈。内圈的人先坐定，外圈的人再入座。外圈人坐的位置处于内圈人的空当处，这样，每个人的左掌和右掌都对着对面相邻两人的左掌和右掌，进行振掌感掌。在这种练功方式中也有一个领功人。在练功过程中，内外圈相对振掌的掌间均形成气心，这些气心呈环状分布，并按领功人的意志升降变化。当这些气心沿水平方向变长时，突然，所有的气心连成一个气环。每位参加练功者都用双掌托着这个气环，并与气环进行气的交换，而这个气环也不断地与自然界进行气的交换。

3. 长龙式。即练功的人排成一串进行合掌功或感掌功的练习，其形状如一条长龙。上述单圈式和双圈式多人共练方法中，如果从领功人处将单圈或双圈截断，均可构成长龙式。由单圈式截成的长龙，由于练功者面向一面，称作单向长龙式。由双圈式截成的长龙，由于练功者面向两面，称作双向长龙式。不论哪一种方式，领功人均成为龙头，长龙的另一端自然成为龙尾。处于龙头和龙尾的两个人各有一只手掌没有和别人的手掌相合或相对。作为龙尾的手掌一定要对着地面，而作为龙头的手掌所对的目标因情况而定。构成龙身的练功者之间一般进行合掌功或感掌功，或携手拉成一串。作为龙头的手掌或以振法感应，或以推法相拒。相传古代长龙式功法多用于祈禳，在人们遇到不可理解的怪异或灾变的场合使用。

（三）以气助人

以气助人是非对等性的两人合练和多人共练的方法。在两人合练的场合，如果有一个人身体强壮，功力深，而另一个人身体衰弱，功力浅，就出现以气助人的情况。这时在功力深者的练功中，使两人之间的空间出现气心。功力浅者以双掌对此气心进行感应，从气心中吸取真气，向气心排宣病气和邪气，气心则在功力深的练功人努力下活动。

两人合练，体质一强一弱。强者主动，弱者被动，其本意是以强助弱。体强者在练功中往往十分努力，但并没有达到良好的效果，有时反而会有不好的效果。其原因是体质强者仅仅是体质强，而其功力不深，没有掌握乾坤掌养生功法的要领。掌握乾坤掌养生功法要领的人，面对体弱者处处要为体弱者着想，练功要顺应体弱者的心动节律。如果体质强者按自己的心动节律振掌，不顾体弱者的情势，对体弱者自身的气血流动是一个干扰。再者，体质强者自身也会带有病气和邪气，由于自身体质强，病气和邪气不能为害。但如果自己功夫不到家而与体弱者合练，不能有效地通过气心排宣病气和邪气，反而将病气和邪气排入体弱者的经络之中，给体弱者造成危害。因此，初学乾坤掌养生功法而体质强的人，切忌学了一点皮毛就急于去帮助别人，搞以气助人，造成好心办坏事的后果。

在多人共练的场合，有一部分功力差、体质弱的人参与其中，可以在功力强的练功者带动下受益。在这种场合也存在节律干扰和带入病气的问题，因此，本功法传到今日，主要强调自我练功保养。

如果体弱者体质过于衰弱或卧病不起，不能参与合练和共练，由体力强、功力深的一人或多人在相当距离上对体弱者振掌，也是一种以气助人的方式。尤其是体弱者练过本功法的场合，体弱者能主动接受感应，效果会更好一些，这种做法有助于体弱者的气血通畅。如上所述，这种做法是隔相当距离进行的。为了增强感应的效果，当然要缩短感应的距离。近距离的感应在下面的"压掌按摩和感掌按摩"中介绍。

二、压掌按摩和感掌按摩

学会了乾坤掌基本功法的人，当自己的身体有病痛时，可应用所掌握的功法进行自我调理，以减轻病痛，加速康复。对功法掌握得比较熟练的人，也可以协助他人对病痛部位进行调理。做这种调理不同的人所用的方法不尽相同，但都不外在前述的四功与八法中选用，否则就不属于本功法的方法了。

按摩是一种相当普遍的保健方法。本文以压掌按摩和感掌按摩为例，介绍乾坤掌养生功法中按摩法的特点。压掌按摩和感掌按摩又叫做掌体感应。

（一）压掌按摩

将手掌放在病痛部位，体会病痛部位与手掌之间的气感，这时手掌所使用的功法为合掌功的功法。在这种情况下手掌与病痛部位之间很快就有了气的交流，为了加强这种气的交流，接着可使手掌压病部位的压力做有节律的变化，使用了前述压法中形成平心的手法。手掌压力由小到大，再由大到小地变化，最后再稳定在小的压力下不变，然后结束压掌按摩。

（二）感掌按摩

实行过程中手掌与身体上的病痛部位不接触。首先，将手掌隔一定距离对着病痛部位，体会手掌与病痛部位的气感，此处应用了对掌法的手法。为了加强感应的作用，继而手掌对着病痛部位做有节律的振掌。振掌的距离开始可相距一寸左右，以后逐渐加大距离。然后再缩小振掌距离，最后停止振掌。振掌的快慢始终要符合感应对象的心动节律，切不可加快振掌。由于人的心动节律传遍全身，因此在全身各部位都能感应到。

（三）掌体感应的作用

乾坤掌养生功法认为，当人的身体上有不适之处时，气血的运行在该处必然有一定程度的障碍。在这个时候进行掌体感应可以起到以下几个作用：①帮助打通气血的通道。通过掌体感应，将促气运行的动力源放置在受障碍部位，以促进气血的运行。②当人体中气血通道局部受阻时，它的危害绝不仅限于局部，久之会影响全身，通过掌体感应建立起临时的通道，使全身行气通畅，不要过多地受局部气滞的影响，以防止局部疾病危及全身。全身不受危及，局部疾病也容易痊愈。③在局部气血受阻时，局部供气不足，可以暂时通过掌体感应对局部供气。④局部病痛产生时，局部的活动力减退，通过掌体感应可协助局部恢复其活动能力。⑤局部病痛发生时，在局部常常聚集有病气和邪气，通过掌体感应可以协助排除局部的病气和邪气。

掌体感应，包括压掌按摩和感掌按摩，可以同时达到上述五个作用。在压掌按摩和感掌按摩中，如果把乾坤掌四功和八法中的一些方法加入，派生出掌体感应的一些特殊做法，这些特殊做法各自又具有较好的单项作用。例如应用纵擦（包括空擦，下同）帮助打通气血的通道，应用横擦帮助建立起临时的行气通道，应用推法对病痛部位进行临时供气，应用旋擦协助恢复病痛部位的活动能力，应用抓法协助排除病气和邪气，等等，在单项作用方面，效果均大于方向垂直于身体表面的压掌按摩和感掌按摩。在实际应用过程中要根据实际情况，几种方法配合使用。

压掌按摩与感掌按摩的功效，当病痛部位较浅时，压掌按摩的效果比感掌按摩大，这是因为压掌按摩手掌直接接触病痛部位，气的交流容易进行。但当病痛部位较深时，感掌按摩的效果比压掌按摩大。因为在这种情况下，虽然将手掌放到了病痛部位上部，但离真正的病痛处还有一定的深度距离，而感掌按摩具有较好的穿透性，所以在这种情况下感掌按摩的效果比压掌按摩大。还有一种情况，就是病痛的部位虽浅，但进行压掌按摩时感到疼痛，手掌与身体病痛部位不能很好地进行掌体感应，在这种情况下感掌按摩的效果也比压掌按摩好。

压掌按摩和感掌按摩不限于在身体有病痛时进行。当没有具体部位时，在身体各部进行掌体感应有助于全身的气血通畅。如上所述，身体各部均可感应到脉动的节律。心脏附近脉动的节律最容易感应到，但在平时进行掌体感应时，切忌在心脏附近进行。因为人的振掌节律，尽管在主观上力求与心动节律相应，而实际上总会有一定的差别。在心脏附近进行掌体感应，会干扰心脏的自然跳动，有害于健康。所以除了在特殊的情况下，一般禁止在心脏附近做掌体感应。心脏有疾病，只能通过基本功法的长期练习进行保养。

> **小提示**
>
> 已经掌握了一套按摩方法的按摩师，如果能学习乾坤掌基本功法，每日从事按摩工作前后，练一段本功法的基本功，在自己每日的按摩工作中运用本功法的原理，他的按摩效果会有所增进，与此同时，按摩师的健康状况也会得到改善。

三、六脉感应

乾坤掌养生功法处处贯穿着掌的感应。掌间的感应是它的基本功法，掌体感应是它的扩展之一。六脉感应原属掌体感应的一种，由于它具有独特的做法和功效，已由掌体感应中分出成为乾坤掌养生功法的一个独立的分支。

首先简要地介绍一下六脉感应的做法。六脉感应的做法与中医四诊中的切脉的形式相类似，自己给自己做时，可将一只手的无名指、中指和食指分别压在另一只手腕的寸、关和尺的部位，给他人做时可同时将左右手的食指、中指和无名指压在对方的右腕和左腕的寸、关和尺的部位，然后应用举、按、寻等切脉手法，察看左右腕寸、关、尺六脉的浮、沉、迟、数、虚、实等种种脉象。中医切脉的目的只有一个，在于取得信息，诊断疾病。六脉感应法是先取得信息，判断病气之所在，然后依据信息的节律，确定六指压寸、关、尺的节律，做有节律的压指。从六脉中选择与病气相关者作为压指的重点，进行指脉感应，所以六脉感应是既获取信息，又进行反馈的一种方法。

　　乾坤掌养生功法认为，既然体内腑脏疾病在手腕上的寸、关、尺部位能够有所反映，它们之间必然有某种沟通内外的气脉的通道。依靠这些通道，一方面可以从外部体察腑脏的疾病，另一方面，在一定条件下还可能借助于这些通道从外部对腑脏进行保养和调理，引导脉象向正常状态恢复。如脉象数，引导其向缓慢，脉象浮，引导其向深沉。指尖与脉位之间感应所用的方法均采用乾坤掌基本功法中的四功和八法。中医切脉，指尖一直不离脉位。六脉感应，指尖既可以压着脉位（类似于合掌功），又可以离开脉位进行感应（类似于感掌功）。做六脉感应的时候，在左右手寸、关、尺六个脉位进行感应，是应用压法感应，还是应用离开脉位的对法感应，并不要求六个脉位采取一致的做法。通常是根据六脉的实际情况，分别对六脉采取不同的感应方式，使六脉的脉象趋向于正常的状态。

　　六脉感应的做法细节，至今大部分已经失传，只留下有关这方面的一些传说。相传先祖中掌握六脉感应功法的名医，给人看病有的时候在切脉之后不再开药方，叫病人回家，病人回去后病渐渐痊愈。闻者以为妄言，都认为再高明的医生切脉之后，诊断了病情，接着总要开药方、针灸，才能治病。只切脉，没有治疗，不可能痊愈。事实上这里正是应用了六脉感应的方法，这种方法从表面看好像仅仅是切脉，只做了诊断，而实际上进行了诊断与治疗两个阶段。了解乾坤掌养生功法基本常识的人，观看六脉感应的操作过程，不难看出它与一般中医切脉的区别。

六脉感应法在清末民初尚有人掌握应用，近几十年来已不大有人使用。用现代的学科分类的概念看，六脉感应法应属于中医诊断学与气功医疗学之间的一个边缘学科。因此，掌握六脉感应法要具备两个条件，一个是中医的基础，一个是气功的基础。如果有具备这两个基础的人能在六脉感应方面做一些探索，或许能使乾坤掌养生功法的这一分支发扬光大。

四、物体导气和持物练功

在上面介绍的乾坤掌养生功法的各种场合，掌间的气或掌体之间的气均靠直接接触进行沟通交流，或通过大气中的空气进行沟通和交流。所介绍过的功法大多是徒手功法，在乾坤掌养生功法中称作空手功。在本功法中也有持物练功的场合，这种场合所练的功称作持物功。持物功的基础在于物体导气。

物体导气泛指靠空气以外的其他物质，包括液体和固体导气。液体（水）用于练功以后再叙述，本节只讲固体导气。哪些物体可以用来导气呢？一般地说，凡物体只要清洁、无毒、无刺激性，均可作为练功的导气物体。物体导气有两个方面的作用，一个是传导气的脉动，另一个是传导气的流动。脉动是一种振动，它的传导以波的形式进行而无需传导介质本身。波包括电磁波和弹性波，在练功振掌时有电磁波和弹性波从手掌发出。电磁波在固体和液体中均能传播，弹性波中的纵波在固体和液体中均能传播，弹性波中的横波能够在固体中传播。此外，沿物体的表面还可以传播一种称作面波的弹性波。因此，无论固体和液体均能将气的脉动传导过去。气的流动能否通过物体？对有孔隙的物体，气透过物体不成问题。气功中所说的无形之气能不能通过金属那样的致密物体，目前在气功界尚无定论，然而在本功法中在做持物功时，一般不会用很大的金属板将感应对象隔开，多数情况下使用截面尺度有限的物体，气流可以在物体引导下沿物体表面通过，因此，物体既能够传导气的脉动，又能够传导气的流动。

在练习乾坤掌养生功法的持物功时，常用的导气物体，从材料方面说，包括金属类、玉石类、竹木类和棉麻丝类等等。从形状方面说，包括球丸状、棍棒状、板条状、环圈状和绳带状等，尺度范围包括丈、尺、寸三个等级。此外，还有一些专门的练功道具，常见的有宝剑和拂尘，称作刚柔二器。宝剑由钢铁锻造而成，性属阳刚，应乾卦之象。拂尘用马尾编织而成，性属阴柔，应坤卦之象。

下面讲几个持物练功的例子。

1. 个人练合掌功时，可以取金属球两个或大理石球两个，直径大约一寸左右。把两个球分别放在两个手掌之间和两个足掌之间，用手掌和足掌有节律地压球，左、右手、足掌之间的气通过其间的球进行交换。

2. 个人练混元一气功时，取一个直径为一尺左右的毛绳球（古代没有现今篮球、排球和皮球一类的运动器具，人们所玩的球是用羊毛搓成的绳索缠绕而成的），用手、足四掌将球包围做四掌共感式功法，四掌之间的气通过球进行交换。

3. 农民在田间劳动，休息的时候双手握住锄把、锹把练功，双掌之间的气通过锄把和锹把交换。老年人扶杖行路，休息时可用双手握住手杖练功。

4. 用双脚踏着木板、木墩、石条、石盘等物练功，足掌之间的气通过所踏的物体交换。

5. 二人对练和多人合练的场合，练功者共同把持一物进行练功。把持的物体一般为长竿、长棒和绳索等长形物体。

6. 个人单手持一物练功或双手各持一物练功，所持物品包括金、玉手镯、刀、剑、拂尘、马鞭、扇子、雨伞等。

7. 在二人对练的场合，每人各持一物练功，练功过程中不断交换所持的物品。

8. 在多人合练的场合，领功人先持一物，在练功过程中依次传递此物品。

五、热体导气与热源感掌

古代生活在中国北方的人，冬季的严寒是重要的致病原因，人们在日常生活中为冬季取暖下了不少功夫。同样，人们在寻找养生功法的过程中，在利用热源驱除侵入体内的寒气方面也下了不少功夫。

（一）掌心向火和对火振掌

在严冬季节对着火堆烤火是古代任何一个民族和部族都经历过的事情。乾坤掌养生功法中有在烤火时练功的功法，即掌心向火和对火振掌。下面介绍它的做法。面对火堆，首先要做合掌功。接着双掌分开，以掌心向火，对火焰进行感应，再接着对火焰做有节律的振掌以加强感应。对火振掌结束后，再转入掌心向火和合掌功。足掌的做法和手掌的做法类似。

由此可见，掌心向火和对火振掌的做法非常简单，其做法中的核心问题是对火感应。手掌对火能感应到什么呢？用现代物理学的观点看，手掌可以感受到从火堆辐射出来的可见光、红外线和微波电磁波。火堆加热了周围的空气，从而使气体分子碰撞手掌的动能有所增加。此外，火焰使空气电离，又引起部分带电粒子达到掌面。火焰中带电粒子形成的环流会造成局部空间磁场的变化，火焰的高温会使地面局部岩石和土壤的磁性发生变化。火焰燃烧木材时不断地发出声音（还有听不见的超声波，声学上统称热声发射）。由此可见一个火堆，看起来很简单，但它的出现，对周围局部空间在声、光、电、磁、热，各个方面都产生了影响。古人对火没有现代人所具有的物理学方面的知识，但古人长年累月、代代相传的向火的经验，必然对火的多方面属性的细微变化及其对人的健康的影响有相当深刻的体会。乾坤掌养生功法的掌心向火和对火振掌，正是要感应火堆所引起的局部空间物理场的变化。练功者置身于这个变化物理场的局部空间中，同时接受了热疗、超声疗、电疗、磁疗和等离子疗等多种保健疗法，以掌进行感应，通过经络达于腑脏。而体内的病气和邪气，则通过经络与掌上的穴位排入火焰之中。

（二）火焰导气

火焰导气与上面所讲的对火焰感应是两个不同概念，对火焰感应是用掌感受火焰引起的空间物理场的变化，火焰导气则是掌间的气通过火焰来传导。当然，在进行火焰导气的时候不可避免地同时引起掌对火焰的感应，但两者不是一回事。

火焰导气的做法是在练功时使掌间有火焰，使气由一掌通过火焰而到达另一掌。一个人做火焰导气功时，可利用豆油灯、牛油蜡烛等火源，把它们放在两掌之间，两掌隔着火焰做对掌、振掌，进行感应。煤油灯做火源有污染，效果不好。火焰的存在可以使空气中的气体分子电离，使空气由绝缘体变为导电体，从而对电磁波的传导性发生变化。由于空气温度的升高，空气对声波（包括超声波和次声波）的传播性能也随之改变。一掌发出的气到达另一掌时，由于中间经过了火焰，其阳气将增加，包含的病气和邪气被消除，故火焰导气法适用于冬季，不适于夏季。

在两人对练与多人合练的场合，可以用篝火做火源，通过篝火的火焰导气。在前面讲两人对练与多人合练时提到的一个问题就是要防止练功者将自身的病气和邪气传给他人，在火焰导气的场合，每位参加练功者的气均经过火焰传到其他人，如果包含着病气和邪气的话，这些病气和邪气均会消失在火焰之中。

原始人常常聚集在篝火周围，围着篝火手舞足蹈，其用意恐怕不像今人对他们理解的那么简单。他们这样做可能有多方面的用意，包括宗教、娱乐、安全以及保健等各个方面，乾坤掌养生功法中围着篝火合练的做法很可能就是从原始人时代篝火舞蹈演化而来的。大家都知道，秦末农民起义军领袖陈胜、吴广在发动起义时，就以篝火狐鸣作为号召起义的方式，也是源自这种古老的习俗。乾坤掌养生功法中的火焰导气，只保留了保健养生方面的含意。

小提示

　　以上两种做法都是从火中吸取阳气。古人通过长期的实践逐渐发现，火中吸取的阳气虽然能够驱寒，但它的性质过于猛烈，容易伤及阴气，而阴阳二气都是人的生命所必需的。后来古人发现从热水中吸取阳气有不少优点，因为水属阴，热属阳。从热水中吸取的阳气为阴中阳，阴阳兼备、柔刚适中，于是产生出一些利用热水来驱寒保健的方法。

（三）热水杯导气与感掌

　　这是一种适用于冬季的最简单易行的热体导气与感掌的方法。在一个清洁的杯子里倒满开水，或冲一杯茶，放在桌子上。如果杯子有把，将把放在居中位置。开始杯子很热，手不能接触，可以把双掌放在杯子两侧，与杯子相隔一定距离做振掌感掌的功法。在振掌过程中当掌接近杯子时要能感受到杯子的热气，双掌之间的气通过热水杯传导。等到杯子里的热水渐渐变温，可以用双掌把杯子夹住，以有节律地压杯子继续练功，在练功的过程中可以饮用杯中的茶水并添加开水。

　　使用的杯子可以用瓷杯、搪瓷杯和玻璃杯，有人认为以紫砂壶为最好，可能是因为紫砂壶有较大的孔隙度，透气性最好。

　　有人用中药的汤药代替杯中的开水或茶水练功，在这种情况下所用的汤药必须适用于练功者的病症。在为别人煎药时不宜对药进行感应，因为这些药不适用自己的身体状况。

在北方的冬天，人们常用铜热水壶或橡胶热水袋暖脚，因此，可以用两个足掌夹住热水壶或热水袋练习足掌功，或者用手掌和足掌围住热水铜壶做四掌共感式手足掌功。

（四）热水温手足

用热水洗手、足是大家经常使用的卫生保健方法。如果在热水洗手、足的过程中配合以功法，可以收到更好的效果。本功法中有一种做法，就是在热水盆中一边温手、足，一边以热水导气，进行掌间感应。待水稍凉，擦干手足再做一段合掌功，然后收功。如果要打肥皂洗手足，需在水中的掌间感应结束后，打过肥皂洗净手足后立即擦干，切不可在污水中练功。在洗热水浴的时候也可以在浴缸中练习乾坤掌养生功法，同样，在打过肥皂的污水中不可练功。

六、仰泳功和仰卧功

仰泳漂浮功是乾坤掌养生功法中的一个特殊的分支，是适合夏季练习的一种水功，入秋天凉后不宜下水，在陆地上做仰卧功可以达到仰泳漂浮功的部分功效。此外，体弱不宜下水者和功力浅、气不足、在水面不能漂浮者均可在陆地上做仰卧功练习。

练习乾坤掌仰泳漂浮功要适时适地、注意安全。适时就是要选择天气炎热的夏季，选择阳光充足的晴天，适地就是要选择水质清洁的湖泊或水池。安全方面要做到场地无险情，练功者会游泳，并设有救护人员和救生器具。

（一）金蟾望天功

练功者身穿泳装，先在岸边作合掌功片刻，然后入水。入水后仰卧水面，调息运气，气沉丹田，使身体在水中自然浮起。双臂向头部方向伸展，高举过头，向内略弯曲，在头顶上进行上合掌。两腿弯曲、两足掌相合完成下合掌。与此同时，两眼观天，这就是水中合掌功，其状像一只望着天空的青蛙，所以水中合掌功又叫做金蟾望天功。

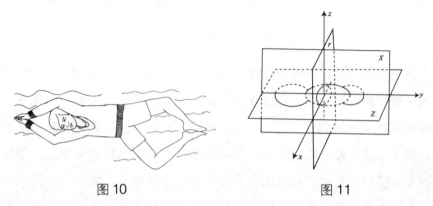

图10   图11

金蟾望天功的姿势如图10所示，练习金蟾望天功时经络形成的闭环如图11所示。由图可见，此时手六环和足六环完全在一个水平面内，没有上、下之分。中一环的带脉环此时不在水平面内而成为垂直环。督脉和任脉所构成的闭环此时仍在垂直面内，但其长轴由垂直方向变为水平方向，而其短轴则由水平方向变为垂直方向。督脉和任脉垂直环又与带脉垂直环相互垂直。这样，十四个闭环处在三维空间中相互正交的三个平面内，有利于全面地感受来自任何方向的信息。因此，金蟾望天功，不论是在水中做还是在陆地上做，在感受宇宙信息方面均优于基本功法中坐式合掌功。

（二）气贯长虹功

金蟾望天功练习一段时间之后，可以将双臂和双腿缓缓伸直。将手掌翻向朝天的方向，将足掌竖起。此时十二正经处在开放的状态，开始进行手掌与足掌之间的感掌练习。练习这一功法不大容易，因为此时手掌与足掌间的距离最远，相隔了一个人的身长加上臂部超过头顶的长度，同时足掌与手掌也不处在正面相对的位置。但应用意念，调息和振掌，久练必能练成。这个时候从手掌和足掌发出的气，在人体上部的空间交汇成一个半圆形的弯弧。人仰卧水面，一道气弧跨越全身，宛如一条长虹，所以这个功法就叫做气贯长虹功。

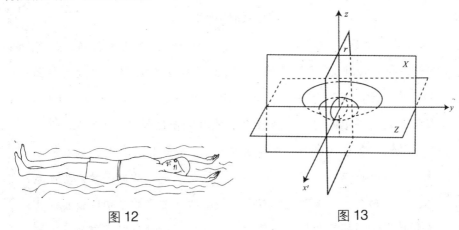

图 12　　　　　　　　　　　　　图 13

气贯长虹功的姿势如图 12 所示，练气贯长虹功时经络形成的闭环如图 13 所示。由图可见，此时手的左、右六经与足的左、右六经借助于督脉和气虹构成一束十二个闭环。这十二个环在垂直于水平面的平面内，与督脉和任脉构成的闭环在同一个平面内，并且包围着督脉和任脉构成的闭环。此时，十二个闭环称作外周天，被包围的督脉和任脉构成的闭环称作内周天。

气弧开始形成时它的宽度比较狭窄。随着气的运行、阳光和水汽的作用气弧逐渐变宽，最后形成一个半球。这时，练功者仰卧水面，被一个由日之光，水之汽和练功者自身之气所构成的半球所笼罩，通过这个半球练功者吸取阳光与水汽中的气。

漂浮功收功之前，还需进行一段水中抖掌功。此时人仰卧水面，两腿并拢，足掌向下，两只手掌在头顶抖动。这样一来，身体自然向脚的方向前进，游回岸边。其状如一条龙舟，载着练功的收获回归。体内的病气和邪气，也在抖掌的过程中抖入水中。这一功法叫做龙舟功。仰泳漂浮功结束后，上岸做合掌功收功。

小提示

漂浮功的作用

　　20世纪50—80年代有一位美国老教授，名叫罗伯特·温德（Robert Winter，1887—1987），每逢夏季温德教授几乎天天在颐和园昆明湖二龙闸南做漂浮泳。1950年我在燕京大学附中上学，暑假在昆明湖中练习仰泳漂浮功。此时温德教授已经63岁，仰泳技术很高。他发现我的做法和他的一套十分相似，于是天天在一起练习。后来我成了北京大学的学生，他是北京大学的教授，称他老师。我们相交三十多年，经常在一起练功，讨论漂浮功的技巧、作用和功理。温德教授认为，日光、空气和水是对身体有益的三个要素，可以说是三件宝。我们这项活动三宝兼备，所以大有益于健康。我完全赞同温德教授的看法，但认为还应该看得更深入一些。按照中国古代的观点，水属阴，日属阳，而空气兼畜阴阳。夏气湖面一层水被太阳晒热，属阴中有阳。湖面有水蒸气，阳光通过水汽，属阳中有阴，空气含水汽而受日照，融阴阳二气于一体。此时此地，浴其水、曝其日、吸其气，得天地间乾坤真气。再以调息吐纳，将自身体内之气与自然界之气融为一体，半球之中体现了天、地、人三才之和谐，符合于养生之道。温德教授听了之后以为，中国古代的哲理确实深奥，很有道理，他幼年时在美国曾从一位练仰泳漂浮功的印第安老人那里听到过类似的说法。温德教授于1987年1月14日无疾而终，享年100岁（见：人民日报1987年1月24日第3版）。温德教授一生唯一的体育爱好就是漂浮泳，而且坚持了数十年。他的长寿，应该说是受益于这个功法。如今温德教授已经仙逝，二龙闸南也不再有人练仰泳漂浮功。我暑季有时在玉渊潭演习仰泳漂浮功，在练功过程中当气贯长虹功的气弧化为半球的瞬间，在半球上曾依稀看到温德教授慈祥的面孔。

前面介绍了仰泳漂浮功的具体做法，可以看出练习这个功法有一定的难度。但由于这一功法有很好的保健作用，因此曾有不少人练过此功。

有一诀说明漂浮功的作用：

> 盛暑功夫水中求，湖面仰卧逐波流。
> 炎炎赤日何由惧，迟迟永昼不须愁。
> 金蟾望天感全息，气贯长虹笼半球。
> 受取三宝乾坤气，归来满载一龙舟。

这里的"三宝"指的是日光、空气和水。

（三）陆地仰卧功

仰泳漂浮功虽然在保健方面有许多优点，但一年之中只有暑季两三个月可以做，而且还要有一定的场所，练功者必须会游泳。不会游泳的人和虽会游泳，但时间、地点不许可练仰泳漂浮功的人，可在陆地上练仰卧功代替。

在陆地练仰卧功，其要领与仰泳漂浮功相同。练习场所可选择露天，以湖边和草地较好，也可以在室内练习。在陆地练仰卧功其缺点除环境不及水面外，最大的问题是人仰卧地面或床上，背部受压，影响了气在督脉中的运行。而当人漂浮在水面上时，身体处于一定程度的失重状态，督脉虽居体下而不影响其行气。在床上练仰卧功有一个方法，就是将两张木板床并在一起，中间留出一两寸宽的缝隙。人躺在两床相接的地方，这样就避免了督脉受压。陆地练金蟾望天功的方法和水面相同，称作旱蛙。陆地练气贯长虹功比在水中练有一个有利的条件，就是可以由近到远，逐渐增加手掌和足掌间的感掌距离。练功时可先坐在地面或床上，两腿伸直，两臂前探，使手掌与足掌接近，以利于手掌与足掌之间的感应。等到手掌与足掌之间有了气感，再缓缓抬起双臂，在气感不断开的情况下逐渐拉大手掌与足掌间的距离，直到人仰卧地面或床面，手臂过头放平，达到气贯长虹功的功态。陆地气贯长虹功的做法如图 14 所示。陆地气贯长虹功虽然在建立手掌与足掌之间的气感方面比仰泳漂浮功的场合容易，但由于缺乏湖面的优越的自然环境，在气弧化为半球阶段较难做好，功效也不如仰泳漂浮功。陆上做仰卧功的抖掌功的方法也和水面相同，只是在做抖掌功时人体不能像在水面上那样滑行。

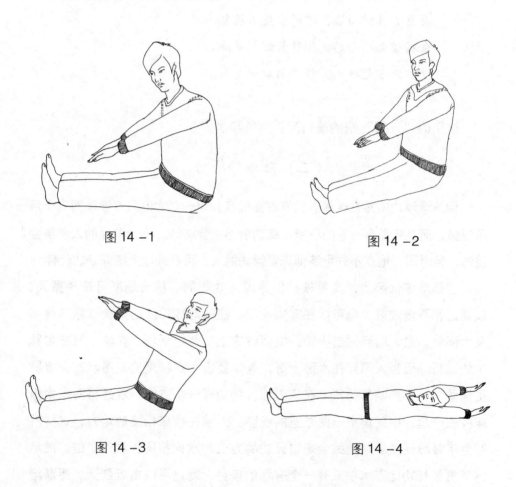

图 14 —1

图 14 —2

图 14 —3

图 14 —4

七、大自然感应：坤循周天和乾行地脉

大自然感应是乾坤掌养生功法中最大的一个分支。它包括天体感应、大地感应、生物感应和声音感应等方面。每个方面又有许多细小的分支。

因此，这个分支范围内的功法最难收集齐全。有些细分支功法现在只知道有这么一回事，过去有人练过，而具体做法已经没有人了解。

乾坤掌养生功法主张在练习基本功法有了一定的基础之后，置身于大自然中，与大自然进行气的交换。从古到今练大自然感应功的门派非常多。乾坤掌的大自然感应功有如下的几个特点：

1. 强调阴趋阳，阳趋阴，引入了坤附乾和乾归坤的时间概念。

2. 强调阴中阳、阳中阴，引入了乾行地脉和坤循周天的空间概念。

3. 对大自然进行感应，特别是对大自然中的生物进行感应，强调感应以求共生，一般不用采气的做法破坏生物的自然生长。

4. 重视声音在感应中的作用，强调音气共感，感受有声之音和无声之音。

乾坤掌养生功法的大自然感应可以采取立式和坐式进行。无论哪一种方式，均以掌对着感应对象。典型的练功方式如图 15 所示，手臂的高低可以自由选择。图中所画的为双掌同时感应，也可以用单掌进行感应。感应时手掌可以静止不动，接受感应，也可以做有节律的振掌，以加强感应的效果。乾坤掌基本功法中的四功和八法都可以贯穿应用于大自然感应之中。

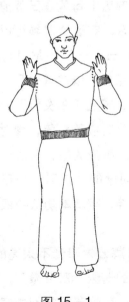

图 15 −1

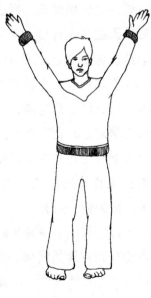

图 15 −2

（一）天体感应与坤循周天

对天体的感应包括对日、月和星辰的感应。乾坤掌养生功法对太阳的感应，一般选在黄昏日落的过程中进行。当夕阳西下，接近地平线时开始感应，一直做到日落晚霞出现。选择这个时间感应，是认为这个时间是象征乾的太阳复归于象征坤的大地，阳趋阴的时刻，在这个时刻练功可以感应到阴阳相合时所发出的真气。有一诀描述了这个时刻对太阳感应的含意：

夕阳无限好，何必叹黄昏。

举手同感应，送日复归坤。

对月亮的感应要选择在坤附于乾，也就是阴趋阳的时刻。在这里有两种情况。一是在月亮初升的时候，选择这个时间是认为此时是象征坤的月亮（太阴）附于象征乾的天空。另一种情况是在农历每月初三新月初现时，新月尾随着已落的太阳落山，认为此时也是阴趋阳的时刻。

上面所讲的是分别对日、月进行感应。在农历上旬黄昏日落前和下旬清晨日出后，天空中会有日、月同时出现的场合。在这个时候可以进行日月同感的功法，做此感应功法时以一只手掌对日，一只手掌对月进行感应。生活在北半球的人，在农历上旬黄昏时刻感应，以左掌对月、右掌对日感应最顺手。此时应乾对坤，坤对乾，称作交感应。在农历下旬清晨时刻感应，以左掌对日、右掌对月感应最顺手。此时应乾对乾，坤对坤，为顺感应。乾坤掌养生功法主张以交感应为主，顺感应为辅，在后一种情况下可以双臂交叉构成交感应。也有人练日月同感的功法时，以日、月为上，人为下，日为乾，月为坤，左为乾，右为坤，按基本功法中四象感掌的原则，以归藏序和周易序两种顺序练功。

在日月初升和将落的时候，如果天空中有薄云太阳光不太亮的时候，可以对着日月做基本功法中的感掌功。练此功的时候，双目微开，观看两掌构成的意念心中间的日月。此时一面振掌，一面用鼻吸掌间的气，然后再把气吐入掌间，此功法称作"意心怀日"和"意心含月"。做此功时要注意，当日光太强晃眼时不要做。近世有人采取戴墨镜做此功，以增加能做此功的机会，这也许是一个可行的办法。

下面谈一谈对星辰的感应，包括对行星、恒星星座和星云的感应。水星、金星、火星、木星和土星都可作为感应的对象，由于水星不容易看到而事实上很少用于练功。练功的方法与对日月感应时相同，对感应的行星的选择受五行说的影响。对星座的感应最经常被选用的是二十八宿，二十八宿是中国古代划分的星座，分属四象，每象七个星座。

东方苍龙　　　角亢氐房心尾箕

南方朱雀　　　井鬼柳星张翼轸

西方白虎　　　奎娄胃昴毕觜参

北方玄武　　　斗牛女虚危室壁

二十八宿环绕周天，构成太阴星（月亮）在天空中运行的路径，这个路径称作白道。天空代表乾，代表阳。而月亮代表坤，代表阴。白道是月亮在天空中运行的路径，在乾坤掌养生功法中称作坤循周天。坤循周天是乾坤掌养生功法中的重要概念，它所包括的二十八宿是天空中阴阳二气交汇的空间，因而二十八宿是适于练功的感应对象。

二十八宿依上列顺序分属于木、金、土、日、月、火和水七曜。有些练功者选择一个被认为与自己相关的星座进行感应，也有的练功每晚定时对空中白道处一定位置进行感应。这样一年下来，就沿着坤循周天将二十八宿感应一遍。

除二十八宿之外，其他恒星、星云和天空中没有可见天体的区域也被用于感应。此外，还有一些天体和没有可见天体的区域不宜感应，被列为感应的禁区。哪些区域不宜感应现在已不清楚，不知是否会与现代天体物理学中所说的特殊的辐射源或黑洞有关。

（二）大气现象的感应

大气中的许多自然现象被乾坤掌养生功法的练功者选作感应的对象，所选择的对象一般是平和的、吉祥的现象，猛烈的现象慎用，灾变的现象禁用。

常用于练功的大气现象有以下几种：彩霞，主要是对朝霞进行感应。早晨日出之前，面向东方对刚刚显露出来的紫色霞光进行感应，追念老子"紫气东来"的境界。白云，在晴间多云的天气，对着蓝天上不断变化着形状并缓慢漂移的白云进行感应。彩虹，雨后对天空中出现的彩虹进行感应，对彩虹的感应在做法上有一个要求，就是只能面对彩虹做合掌功，以此进行感应，不准对彩虹进行振掌感掌。这一限制来源十分古老，究竟是什么原因和讲法笔者尚未探明。与此同时笔者注意到，一些少数民族中有禁止用手指彩虹的习俗，这两件事之间或许有一定的联系。对风的感应，有助于涤除经络中的邪气。对雨的感应，雨为水，属阴而自天而降，包含了阴、阳二气，对雨进行感应可从中吸取自然界中的阴、阳真气。对风和雨的感应，均须选择和风细雨进行感应，在急风暴雨的天气，只可以练习合掌功，不宜进行感掌。

（三）大地感应与乾行地脉

乾坤掌养生功法对大地感应，除了应用图 15 所示的大自然感应的典型方法外，对地面感应使用图 16 所给出的方法。在实际练功中，视感应对象的高低，在图 15 的方法和图 16 的方法中选择。也可以一只掌用图 15 的方法，另一只掌用图 16 的方法。

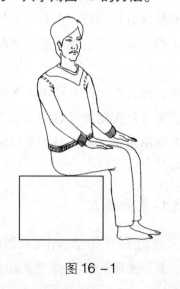 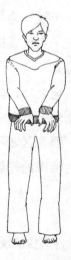

图 16 -1   图 16 -2

　　大地感应以直接对自然界的岩石，土壤感应效果最好，中间隔了某种建筑材料时效果差一些。我国西北地区不少人常住在黄土高原的窑洞之中，被黄土包围，深得地气。黄土高原的窑洞，是练习乾坤掌大地感应的好的场所。此外，岩洞也是练功的好场所。不论是天然的溶洞还是人工开凿的岩洞，只要没有人工材料的被覆，都适于练功。自古以来有不少气功高手，包括禅宗祖师达摩大师，他们的高深的功法都是在岩洞中练出来的。

　　在岩洞和窑洞之外，在开阔的地面，也可以练大地感应功法。在野外，除对脚下的地面进行感应外，还可以对高山、对丘陵、对大川、对小溪进行感应，对森林和草原的感应属于对生物感应的范围。瀑布是山、川二者的结合，是极好的练功感应对象。乾坤掌养生功法的大自然感应功最初就是从对瀑布练功开始的，关于这一点等后面介绍声音感应时再叙述。

　　通过年代长久的大地感应功的经验，人们发现在不同的地方练功的效果不同。人们将此归于地气，地代表阴，坤气普遍存在。人们发现有一些地区地下不但坤气充沛，乾气也非常充沛。经验表明这些地区呈条带状分布，并在地形、地貌上有所反映。这些条带状地区，在乾坤掌养生功法中称之为乾行地脉，与前述坤循周天一样，乾行地脉也是乾坤掌养生功法中的重要概念。

　　关于乾行地脉的特点，过去乾坤掌养生功法中是这样描述的："乾行地中，其迹若带，其状若坎。阴阳之所会也，五行之所聚也。"笔者根据几十年的野外考察与研究，认为乾坤掌养生功法中的乾行地脉就是现代构造地质学中所说的断裂带。现代构造地质学认为，地壳由板块和比板块小的断块构成。这些块体以断裂带为边界，断裂带是地壳中最活跃的部分，在地壳上呈条带状分布。在地貌特征上，断裂带常表现为地垒、地堑和断层崖，也符合其状若坎的特征。断裂带上的黏土——断层泥往往呈多种颜色。断裂带上地下水发育，分布着断层泉。断裂带地表植被发育，地下矿产丰富。断裂带上地热、电磁场与气体释放均呈现异常，确实是"阴阳之所会，五行之所聚"的练功的好地方。

我们再重点讨论一下断层带上的土——断层泥。笔者曾考察我国的一些大断裂带的断层泥，包括红河断裂、郯庐断裂、鲜水河——小江断裂、海原断裂、可可托海——二台断裂和阿尔金断裂的断层泥，发现现代构造地质学中所说的断层泥（Faultgouge），就是我国古代所说的五色土。

城阳姑幕有五色土，封诸侯，锡之茅土，用为社。此土即禹贡徐州土也，今属密州莒县也。

《太康地记》

海岱及淮维徐州：……贡维土五色……

《史记夏本记》

这里所说的是山东省郯庐断裂带上的断层泥，现在在山东郯庐断裂带上仍可看到。断层泥这一直到本世纪才被西方学者记载的地质材料，我国在四千年前夏禹时代已经发现并记入文献（关于断层泥的详细研究情况可看拙著：《中国五条断裂断层泥力学性质的初步研究》，《中国地震》，第1卷，第4期60－65页，1985）。同样，直到上世纪初才被西方学者注意到的断裂带，在我国商代已被注意到，称其为乾行地脉。

断层泥不独在外表上具有五色斑斓的颜色，其内含有由于断层运动而由地壳深部挤压出的多种矿物、液体和气体，可以说是深得地气。笔者注意到，生活在断裂带上的居民，饮食条件虽不很好，但体质一般都很好，老年人长寿的很多。

下画再谈一下断层泉。在断裂带上、沿断裂带往往泉水发育，断裂带上的泉水称作断层泉。断层泉在干旱地区对农业和民众的生活有重要的意义，如果说断裂带是乾行地脉，那么断层泉就是乾行地脉上的穴位。有些人对着古井和天然泉水练功，感觉效果很好，就是这个道理。

八、大自然感应：生物感应

乾坤掌养生功法认为，在天地之间一切有生命的植物和动物都是造化的灵物。它们之所以能够生长繁殖，是因为它们能够吸取天地间的乾坤真气并加以提炼而成为精华。人的生存离不开动植物，动植物是人类的食物。人类食用动植物，特别是在熟食的场合主要得到的是动植物的质而不是动植物的气。动植物的气可以通过感应使人得到很大的益处。原始人构木为巢，昼夜与生物共处。人类有了房屋之后，靠房屋避开了多种邪气的侵袭，与此同时人类也减少了与生物的接触，于是人类又倡导多做户外活动。户外活动与环境有很大的关系，在楼群林立的柏油路上散步其感受远不如在野外林间草地上散步，其差别就在于生物的气感。下面分别介绍一些乾坤掌养生功法中的几种生物感应的功法。

（一）群体感应

群体感应是指对成片的生物群体进行感应，包括生物环境练功和对生物群体练功两种方式。

生物环境练功就是在草木茂盛、生气盎然的自然环境中演练乾坤掌的各种功法。练功选择良好的天气，在草地、林中、农田、公园里都可以练功。练功过程中不特别去注意周围的生物，一切和室内练功时一样。通过练功，就会发现功效与室内不同，其原因在于练功时周围的生物参与了与练功者的气的交换。

对生物群体练功则是着意与生物群体进行气的交换。练功时，练功者先做合掌功片刻，然后将双掌对着自然界进行感掌，并以振掌法加大感应。感应过程中进行人与生物群体之间的气的交换，感应结束后再练合掌功片刻而后收功。

在进行生物感应的功法时需要强调指出的是，乾坤掌养生功法不用采气的概念与做法。与人类收割农作物和食用动植物不同，在自然环境中对生物，包括群体和个体练功，不应破坏生物的自然生长而是求与生物在天地之间共生。练功的意念是把生物看作是共同练功的朋友。练功的手法是感应，练功者首先对生物发气，生物感应后立即回报，发出真气。通过感应，练功者增进了健康，生物更加繁茂。古人认为这样的练功体现了人类复归于自然的过程，这一思想与现代科学中强调生态平衡是一致的。

（二）个体感应

个体感应是指对单个的植物和动物进行感应，包括对生物个体练功和生物导气。

对生物个体练功，就是对着单个的植物和动物练功，一棵树、一朵花、一匹马、一只鸟都可作为练功的对象。练功时练功者和感应对象保持一定距离，进行振掌感应。在感应对象是动物的场合，要注意不要惊动动物。

大部分动植物都可以作为感应的对象，但要排除有毒的和有刺激性的生物。有相当多的生物本身属一种药材，有一定的药性。当这些生物隐藏在森林、草地时对森林草地进行群体感应，不必考虑它们。如对它们进行个体感应，则必须考虑它们的药性，是否与练功者的身体状况相适应。如气虚者对人参感应，血虚者对当归感应，都能有所补益。对药用植物的感应，比服用药用植物有更大的选择余地。如某些气虚的人不能服用人参，服用人参会引起上火，而对人参练功感应，不会引起上火。

对生物个体感应，在植物中有三友，在动物中也有三友，被认为是很好的练功对象。植物中的三友大家都知道，就是松、竹、梅。松常青长寿，竹有气有节，梅凌霜傲雪。人们都愿意与它们为友，因而练功也选择它们作为感应的对象。动物中的三友是蝙蝠、鹿和鹤，这三种动物分别代表福、禄、寿。但在乾坤掌养生功法中，这三种动物另有其古老的叫法，称蝙蝠为福鸟（蝙蝠是哺乳类动物，属兽不属鸟），称鹿为禄马（在这里可以说是指鹿为马），称鹤为次鹿（或次禄，意思是位于鹿后或禄后）。福、禄、寿，禄后为寿，为了长寿但寿不可道（到），故称之为次鹿。我在日本留学期间，发现日本语中鹤的发音为次鹿（日语鹤的发音按拉丁字母拼为 TSURU）。日语中鹤的发音竟与我国源于商代的古老功法中对鹤的一种专门称呼的发音完全一致，不知这二者之间有没有某种关系。

生物导气既可归属于前面物体导气一节，又可属大自然感应的生物感应的一种方式。练生物导气功一般是利用植物，而尤以用树木导气为多。个人练功可以用双手环抱一棵大树的主干，也可用双手握住一根树枝，或双手各握一根树枝，进行练功，大的树木还可以供多人共练。由于利用树木练生物导气功时人的手要接触树木，因此要特别爱护树木。要以树木为友，而不是以树木为掠夺对象。通过练功，不但要使自己更健康，也要使树木长得更好。

乾坤掌养生功法中可练的功法很多，练功首先要注意安全。

（三）果气养生法

果实是植物的一个重要部分，是植物一年生长的结晶。果实中的种子是植物的新生命的起点，果实脱离了植物本体，生命的因素依然存在，因而真气依然存在。

植物的果实是人类和其他许多动物的食物。乾坤掌养生功法认为，果实的气有良好的养生功效，果实可以作为练功的感应对象，并发展了果气养生法。

乾坤掌养生功法认为，世上果物种类繁多。不同的果物对于不同的腑脏经络有不同的作用，因此，应用果气养生，就要区别诸果物的属性，针对个人的体质，正确地选用适合自己的果物。乾坤掌养生功法中的果气养生法中列举了八八六十四种果物的属性和功效，现简介如下：

（1）奈（包括槟子、苹果）：性甘、酸。补脾气、胃气。清热毒邪气。

（2）海棠：性酸、平。补胃气。清热毒邪气。

（3）桃：性辛、甘。补肺气。

（4）李：性苦、酸。补肝气。清热毒邪气。

（5）杏：性酸、甘。补心气。

（6）梨：性甘、酸。清热毒邪气。

（7）香蕉：性甘、平。补脾气、清肠中邪气。

（8）芭蕉：性酸、平。清胃、肠中邪气。

（9）橘：性甘、酸。补胃气。清肺中邪气。

（10）柑：性甘。清胃肠、肾中热毒邪气。

（11）橙：性酸。清胃中邪气。

（12）柚：性酸。清胃中邪气。

（13）香橼：性辛、酸。助全身经络行气。

（14）佛手：性辛、苦。理全身经络行气。

（15）金橘：性酸、甘。清肺、脾、胃中邪气。

（16）柠檬：性苦、酸。清热毒、脾、胃中邪气。

（17）梅：性酸。补心气。清热毒邪气。

（18）杨梅：性酸、甘。清肺、脾。胃中邪气。

（19）草莓：性酸。清肺、胃中热毒邪气。

（20）枇杷：性甘、酸。清三焦邪气。

（21）山楂：性酸。补肾气、清脾、胃邪气。

（22）樱桃：性甘。补肾气、调中焦。

（23）山樱桃：性辛、平。补脾、肾气。

（24）石榴：性酸。补肾气。

（25）青果：性甘。清脾、胃、膀胱邪气。

（26）枣：性甘。补脾、胃、肝、胆气。

（27）酸枣：性酸、平。补心、肺、肾气。

(28) 沙枣：性甘。补心、脾、肠气。

(29) 饭枣：性甘。补脾、胆气。

(30) 黑枣：性甘。补心气。

(31) 柿：性甘。补心、肾气。

(32) 荔枝：性甘。补心、肺气。

(33) 龙眼：补心、胃气。除肝、胆、肠邪气。

(34) 菠萝：性甘、酸。补脾、胃气。

(35) 菠萝蜜：性甘、平。补心、脾、肠气。

(36) 椰子：性酸、平。清肺、脾、胃邪气。

(37) 槟榔：性辛。补肺气。清肾、膀胱邪气。

(38) 胡桃：性甘、平。补心、肾气。清肺、肠、三焦邪气。

(39) 榛子：性甘、平。补胃、肠气。

(40) 橡实：性苦。补肠、三焦气。

(41) 栗子：性咸、平。补脾、肾气。

(42) 榧子：性甘、平。清胃、肠邪气。

(43) 银杏：性甘、苦。补肺、肾、膀胱气。清肺、肾邪气。

(44) 落花生：性甘、平。补脾气。清胃气。

(45) 松子：性咸、平。补心、肺气。清三焦邪气。

(46) 向日葵：性甘、平。补心、肺气。清肝、胆气。

(47) 菱角：性甘、平。补肝、胆气。清肺、脾热毒邪气。

(48) 芡实：性甘、平。补心、肾气。

(49) 荸荠：性甘。清心、肺、肠中热毒邪气。

(50) 慈菇：性苦、甘。清三焦热毒邪气。

(51) 莲蓬：性苦。清心、肾热毒邪气。

(52) 西瓜：性甘。清肾、膀胱热毒邪气。

(53) 甜瓜：性甘。清三焦、膀胱热毒邪气。

(54) 哈密瓜：性甘。除脾、胃、膀胱热毒邪气。

（55）白兰瓜：性甘。除胃、肠、膀胱热毒邪气。

（56）葡萄：性甘。补心、肾气。清胃、肠、膀胱邪气。

（57）山葡萄：性甘、酸。补心、肾气、清三焦、膀胱邪气。

（58）甘蔗：性甘。补脾、胃气。清肠、膀胱邪气。

（59）桑葚：性酸。补肾气。清肝、胆邪气。

（60）芒果：性甘、酸。补心、肺气。清胃、肠邪气。

（61）无花果：性甘。补胃、肾气。清肺中邪气。

（62）猕猴桃：性酸、甘。补三焦气、清肺、肾邪气。

（63）羊桃：性酸。清三焦、肠、胃邪气。

（64）枳椇：性甘、酸。补心、肺。清心、肝、胆邪气。

　　果气养生法的做法是选择一种或几种功效适合自己的果物，放在一个大盘子里。果物在盘中向室内散发出果气，练功者在有果气的屋子里练功，对着盘中的果物感应就能将果气导入自己的经络，对自己的经络和腑脏进行调理。据先辈传说，乾坤掌养生功法的果气养生法在清初曾传入宫中。20世纪50年代我在颐和园殿堂中参观时看到有直径约50厘米的大瓷盘，据管理员介绍此大盘是放水果的，放水果的目的不是为了吃水果，而是为了水果的气味。看来，果气养生法传入宫中后，已列入宫廷保健方法之中。

　　关于果气养生法和八八六十四果还要说明以下几点。

　　（1）八八六十四果，原本与八八六十四卦一一对应，每果对应一卦。诸果又分属五行之一，曾有配以卦符和五行的六十四果属性表，但现今尚能看到的只有一个不附卦符和五行的复写本。能够记起的只有香橼对应坤卦，佛手对应乾卦。与五行的对应关系或许可以根据五味推出，而全部六十四果与六十四卦的关系难以追寻，不知是否还有人掌握。

　　（2）香橼和佛手两种果物，就其品尝时的味道而言，不属佳品。但被列入果物之首，分别对应于坤卦和乾卦，其原因就在于其气极佳，有很好的保健作用，可惜如今人们仅因其不好吃而不再培育发展。还有槟子，我年幼时水果店里均有出售，虽然并不好吃，但因气味好很受人们欢迎，后来也被当作劣果而淘汰。我们买来水果，不应只知道吃。先要将水果放置室内，感受其气，然后再吃。评价水果之优劣，应气、味兼顾。

(3) 上述六十四果的功效，指的是用这些果物做果气养生功法时的功效，和食用这些果物的医疗上的功效不一定相同。

(4) 六十四果中有几种不是果类，如甘蔗、荸荠等。有人认为以前这里也是一种果类，后来在传授过程中遗忘，被补充以非果类，以充六十四之数。今姑存其说，在没有找出原果名之前且将此非果类列入。

(5) 用果气养生时，要使用尽量新鲜的全果。如莲蓬要用带莲房的莲蓬而不要仅用剥下的莲子，栗子要用带刺壳的生栗，对糖炒栗子练功没有功效。

(6) 多种果物配合使用进行果气养生时，配合方法也像中药配伍方法一样，有君、臣、佐、使之分，有七情合和之法。这些方法现已失传，如有精通中药学的人，能将果气养生法的果物配伍法度整理恢复，可以说是功德无量。

（四）菜蔬感应

许多植物，它们的茎、叶埋入土中，就能长出新株，说明在它们折断了的茎、叶中仍含有真气。多数植物，将根挖出再植，仍能生长，说明挖出来的根中含有真气。蔬菜大多数是茎、叶（如白菜、油菜）、根（如萝卜），另一些是果实（如豆角），和上述果物一样，含有真气。人食用炒好的蔬菜时，从蔬菜中摄取了营养，然而蔬菜中的真气已经散失，人从蔬菜中感应真气的机会在于洗涤、整理蔬菜的过程之中。

经常从事家务工作的人，在摘豆角或折断菜的茎、叶时，总能闻到一股新鲜的清香味，菜蔬的真气就在此时散发。如果我们一边整理蔬菜，一边练菜蔬感应功法，就不仅完成了家务劳动，而且从蔬菜中得到了好处，这种好处仅靠吃蔬菜是得不到的。我想每天于忙于家务的人看了这段拙论，或许能得到一点安慰。世间事有得必有失，有失必有得。谁也不愿整理蔬菜而只想吃菜，恰好菜中的精华只为整理蔬菜者所得。正如老子所说："处众人之所恶，故几于道"（道德经·八章）。意思是说，处在大家都不喜欢的地位的入，最接近于道。

九、大自然感应：六耳猕猴功

（一）声音感应

声音感应是乾坤掌大自然感应功法的一个重要组成部分。乾坤掌大自然感应功法是从对瀑布的声音感应开始的，古代修炼乾坤掌养生功法的先人居住在龙门、壶口两大黄河瀑布附近的现今山西省境内。当时人们在室内练习乾坤掌养生功法的基本功之后，常到龙门和壶口这两个瀑布前练习大自然感应功。对乾坤掌养生功法发展做出重大贡献的太乙先君，长期隐居壶口，潜心修炼，建立了完整的乾坤掌养生功法体系。

人们通过对流水的感应，发现有声的水比无声的水有更强的气感，更容易被掌部感受并进入经络，好像气可以乘声波而传播一样。人们感受这种乘声波而来的气，称作声气共感。

从现代物理学的观点看声波的传播，好像情况与上述感受相反，是声波依靠气作为介质而传播。普通物理学实验表明，在用真空泵抽成真空的玻璃罩中，鸣响的电铃的声音是传不出来的，声音要靠空气作为介质才能传入人耳。声波的测定表明，在大气中声波的传速度为 340 米/秒。声波是空气中的纵波，波的传播要靠介质（空气），波到达之处引起介质的振动，而介质并不传播，不存在作为介质的空气乘声波传播的现象。

既然物理学已将空气介质中的声波传播机理阐明，为什么又有声气共感一说呢？其主要问题所在是气功中所说的气，阴阳二气，乾坤真气，以及生物、人体内的各种气，不是可以进行化学元素分析，测定状态方程参数的气体，气功中感受到的在体内运行的气与空气是两回事。因此，声气共感的说法与声波在空气中传播机理并不矛盾。

我们再看瀑布的情况。河水流到瀑布处飞流直下，人在瀑布下看到的是水从天上来。水落到瀑布底，激起大量的水花、雾气，同时发出声响，释放出巨大的能量，水中的气也处于激发、活跃的状态。在瀑布下一定距离，对瀑布进行振掌、感掌练功，能使人精神爽朗，取得很好的练功效果。笔者曾在庐山瀑布、黄果树瀑布等处练过功，其功效非一般河边练功可比。

人们继而发现，对山谷进行感应伴随着回响于山谷间的松涛声效果更好。夏季伴随着树上的蝉鸣声对树木感应，秋夜伴随着虫声对草地感应，都比无声息时的感应效果好。这些发自大自然的声音，带着大自然的气息，声与气是相和谐的，人类通过耳与掌可以全面感受这些声音和气息。初练声音感应功的人，用耳朵感受声音，用掌感受气息。随着功力的进步，耳与掌均能感受声音和气息，耳与掌的分工不明确了。声音感应功练到这一步可以说初步入门了，可进一步练习声音感应功法中高一级的功法——六耳猕猴功

（二）六耳猕猴功

初练声音感应功时，练功姿势采取图 15 所示的大自然感应功的一般姿势。练六耳猕猴功时，练功姿势如图 17 所示。这里有两种姿势。第一种姿势，练功时人坐在地面双腿向前弯，两臂弯曲并放在身体左、右两侧，手掌向着前方，足掌也翻向前方。这样，两只耳朵、两只手掌和两只足掌一起对着声源进行感应。由于这种功法同时用身体的六个部位进行感应，练功时意想六耳猕猴，所以称此功法为六耳猕猴功。六耳猕猴功的"六耳"，有时不集中于一个方向，而是分别地对着上、下、前、后、左、右六个方向，以监听来自各个方向的信息。练习六耳猕猴功，要意想六耳猕猴，必须对六耳猕猴有所了解。

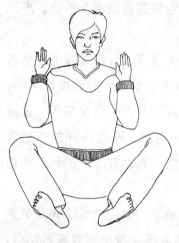

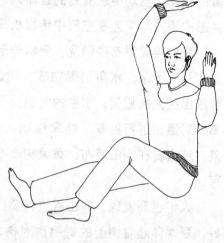

图 17 –1   图 17 –1

六耳猕猴是我国三千年前的神话传说中的灵猴，他最大的神通在于信息灵通。当任何神怪在暗中策划对付他的计谋时，这个计谋立刻就被他所获悉。他能够通过六向感应随时掌握发生在宇宙空间的任何事，通过定向感应进一步了解他所关心的事的详情。这位神猴心地善良，从不伤害任何人，有时也帮助朋友和弱者解救危难，别的神怪很难对付他。他自由自在、无拘无束，来去无踪迹，所以很少有人知道他。他的朋友有难需要他帮助时，无处去找他，但也无需去找，因为他已经知道朋友要找他。这样一位心地善良的神猴，很少有称颂他的神话故事，在一些神话中反而将他诬为妖猴。六耳猕猴对此并不介意，他不需要人崇敬膜拜，也不怕人恶言诬蔑，练习六耳猕猴功的人是他的朋友。

六耳猕猴这个神猴形象的来源，族人中历来有不同的说法。过去主要有三种说法。

1. 商代巫神说。认为六耳猕猴是商代的巫教中的一位神猴，乾坤掌养生功法中的六耳猕猴功是仿照当时关于这位神猴的神通发展起来的。

2. 杰出气功师说。认为古代先辈中有位杰出的气功师，身材瘦小，特异功能强。他创立了六耳猕猴功，而六耳猕猴成了他本人的称呼。他的名字被人忘记，但留下了六耳猕猴的形象。

68

3. 猿猴仿人练功说。认为古代先辈中有位杰出气功师，每当他在野外一棵树下练功时，就有一个猿猴从树上跳下学着气功师的样子练功。久而久之，气功师发现猿猴的功力极深，而且对功法有所发展，甚至超过了自己，于是反过来向猿猴学，由此建立了六耳猕猴功并留下了六耳猕猴的形象。

主张以上三种说法的人各持己见，难以统一。近年来又出现一种新说法，即外星人说。

4. 外星人说。主张这种说法的人认为，自然界中从未发现有六只耳朵的猴子。古代人根据什么创造出六耳猕猴的形象呢？很可能是根据外星人。在距今3000多年前的商代，外星人来过地球。他们的个子比我们小，脸盘比我们尖，因而古人觉得他们是一种猴子。他们也只有两只耳朵，但他们从太空帽或宇航服上伸出四个探测器，能够收集各种信息，于是古人就把他们称作六耳猕猴。他们乘飞行器腾空而起的本领给古人留下了深刻的印象，因而留下了六耳猕猴这个形象及关于他的神话，进而出现了模仿这一形象的功法。

（三）音乐感应

人所创作并演奏的音乐不是天然的声息，但在乐声中练功和对乐声感应也有类似于大自然声音感应的功效。大多数优秀音乐作品，都是以自然声息为背景由音乐家谱写出来的，它们的演奏是自然声息的再现。如俞伯牙的琴声中有高山流水，维瓦德的乐章中有四季风光，泷廉太郎描绘出荒城之月，贝多芬谱写出田园景色。听到这些优美的音乐，使人有身临其境的感觉。老残游记中明湖居听鼓书一段，形容听说唱的感受时说，三万六千个毛孔像是吃了人参果，无一不畅通。这个比喻虽较俗，但也说出了音乐开通经络、穴位的感受。

气功的要旨在于促使经络中行气的通畅。声气并行能大大促进气的运行，其原因可能是声音能使经络振动起来，而这种振动有一定的节律。气在经络中的运行也按一定的节律进行，声气如能和谐，则声有利于行气。

作为一个音乐家，将自己的精、气、神融于乐章，感化别人，自己则可能使体内元气受到一定程度的伤害。一些才华出众的音乐家寿数不长，可能就是伤气太过的原因。音乐家自我牺牲的精神可敬可佩，我们更希望他们能掌握摄生养气的方法，争取健康长寿，为民众写出更多更好的作品。与音乐和大自然的声息相反，噪音对人体的危害极大。噪音一方面影响体内正常的行气，另一方面邪气却能靠噪音而侵入体内。噪音之下进行感掌会引起呕吐。秽言恶语也不利于养生，即使是所骂的事情与己无关，听了也有害于健康。佛家人士听到恶语立即合掌颂佛，很有见地。在此场合唯有合掌使经络形成闭环，才能减少邪气在恶涌扰动下侵入经络。

十、圣迹练功和圣物感应

小提示

　　乾坤掌养生功法虽然是从商代巫术的基础上发展起来的功法，但从它产生之日起就主要是一种养生功法。练这种功法的人研究易经与道德经，但不是把易经与道德经当作宗教经典，而是把它们作为阐明功理的哲理书。在漫长的历史年代中，从事这种功法修炼的人，有不信仰宗教者，有信仰不同宗教者。这种功法不提倡信仰任何宗教，也不排斥信仰任何宗教者。

　　由于乾坤掌养生功法的产生背景和流传时代的特点，使得这种功法中的某些部分，受到了有神论的影响。为了使读者能全面地了解这一古老的功法，从本节起将简要地介绍功法的这些部分，读者当以分析的眼光看待这部分内容。其中某些具体做法仍有健身的作用，另有一些保健作用不明确的做法则与民俗中的年中行事相关连。到目前了解些民俗的人也越来越少，把这些与民俗相关的做法记载下来，也许对后人研究民俗史有一定的参考价值。

乾坤掌养生功法自身的圣迹不多。四大圣迹的地点因耿氏家族的两大支系——河东支和关西支而有所不同。河东支系的四大圣迹是：龙门瀑布、壶口瀑布、五台山和云冈石窟，关西支系的四大圣迹是：龙门瀑布、壶口瀑布、太华山和疏勒泉。龙门瀑布和壶口瀑布在古耿国附近，是乾坤掌养生功法的发源地，因此两大支系都把它们作为圣地。另外四个地点则分别单独与一个支系的先人的活动有关，笔者主张把这六个地方统一称作乾坤掌养生功法的六大圣迹。

乾坤掌养生功法自身的圣物也不多，最主要的是作为乾坤掌功理核心的两图——太极演化图和天地五行图。此外还有三圣的画像。三圣是指对乾坤掌养生功法的建立做出重大贡献的三位先人，包括古耿国的首位国君、藏掌功的创始人祖丙；古耿国最后一位国君，完成乾坤掌养生功法体系的太乙；建立乾坤掌功理体系的庚申。

圣迹练功就是在上述六大圣迹练习乾坤掌的功法，特别是大自然感应功中的一些功法。由于这些圣迹都是先人中功法高手创建功法，发展功法和长期练功的场所，其自然环境适于练功。在此圣迹练功，追慕先人练功的情景，其功效非同一般可比。

圣物感应指的是在室内对乾坤掌养生功法的圣物——两图和三圣像感应练功，意念在于将两图的功理和三圣的功德融于自身的功法之中。

其他各地的圣迹，不论圣迹属哪种宗教背景，都可作为练功的场所。因为各地的圣迹大都选在自然条件好的地方，这些地方乾坤之气充沛，适于练功。乾坤掌养生功法自身相关的六大圣迹中有的地方就是有名的宗教圣地，如五台山、云冈石窟是佛教圣地，华山是道教圣地。练习乾坤掌养生功法的人，不一定信仰这些宗教，但借这些宝地练功，对各派宗教的圣地要怀有敬意，要尊重当地的习俗。

练习乾坤掌养生功法的人有时也对各派宗教的圣物进行感应。一些名刹宝观的神佛塑像，面貌端庄慈祥，周身呈现出五彩灵气，是练功的好地方。乾坤掌养生功法对各派宗教的神练功时一般只练合掌功，不做振掌感掌。乾坤掌养生功法的感掌功本来没有不敬的意思，在室内对两图和三圣像练功时可以使用感掌功。不同的宗教派别可能有不同的习惯，如果对着某教派的圣物做振掌感掌练习，有可能会被别人认为是对圣物的不敬，因此不做感掌功。合掌功的功态虽然也不一定合乎当地的习惯，但合掌功的功态在大多数人的目光中被看成是尊敬的功态而不是不敬的功态。合掌功双掌相合，对外接受感应的效果差。当人站在高大的圣像下时，也有人将双掌分开，两掌向上翻，自下而上接受圣像的感应。在此场合下由于两掌处于开放状态，容易对外接受感应，这种功态一般也不会给人以不敬的感觉。能不能用这种功态，要依情况而定。总的原则是，如果要对任何圣物练功，一定要从意念到功态对圣物保持敬意，否则最好避开圣物练功。

十一、艺境练功和艺品感应

艺境，又称作意境，指的是具有诗情画意的环境。人们常常把自然环境优美的地方形容为风景如画，这些风景如画的环境常常触发起诗人、画家、作曲家的灵感，创造出感人肺腑的艺术作品。环境能触发灵感，就是因为环境聚集了乾坤真气，人体内之气与自然界中的气融合，就能产生出灵感。

自然环境优美的地方，同样也是修炼养生功法的好场所。近而言之，城市中和郊区的公园里，总有一些风景较好的地方。在这些地方练功，会有良好的感受。北京市的公园很多，我们举一个地方为例。颐和园可以说是北京公园中的佼佼者，园中北为万寿山，南为昆明湖，气势非凡，背山面水的诸景点中，居中佛香阁、智慧海一线当然最宏伟，并且供奉着佛像成为佛家的圣迹，这一线上乾坤之气很盛。然而由于游人集中，邪气、病气充斥，在此环境中练功还不如在远处对此景观练功。在佛香阁西、万寿山的半山腰有一个景点叫做画中游，是一个极好的练功地点。画中游是一个规模不大的二层亭阁建筑，既没有佛香阁、智慧海那么宏伟，也没有供奉神佛，但此处依山面水，一层靠山处有一个山洞，将万寿山山中的坤气缓缓地引导出来。阳光照亮了湖面，再由湖面将光亮反射到画中游。所以画中游这一景点，既是名副其实的风景如画，又是乾坤之气会合的地方。画中游下方有一楼，名叫湖光山色共一楼，也是名副其实，而且也是乾坤之气共一楼，不过此楼不对游人开放。颐和园中适于练功的景点很多，北京市各公园中适于练功的景点很多，全国各地公园、野外适于练功的地方更多。军事家布防要选择地形，建筑家营造要选择地址，练功者也要会选择练功的场所。古代有不少练功者，当发现了一处适合练功的好地点时，常常就地结庵修炼。

艺境练功虽然有很多好处，但大多数练功者不可能天天去，更不可能就地结庵，大家的日常练功都是在自己的住宅里进行的。为了弥补这一憾事，可以采用艺品感应的方法。

艺品感应就是对艺术作品和工艺品感应练功。如果我们对某一风景优美的地方极感兴趣，并听他人说该处是个练功的好场所，但自己没有条件去，可以找一幅这一风景的写生画，挂在墙上，对着风景画练功。风景画反映真景的程度取决于画家的艺术水平和气功根基，以画代景和本书中所讲的用乐曲代替天然声息练功的原理是一样的。

日本人有一种修身养性的功夫，称作坐禅（Zenmeditaion）。在进行坐禅修行的时候，常在房中张挂墨绘（Sumie），桌上放着生花（Ikebana），其目的就是帮助创造一个适于坐禅的环境，使座禅者很快地进入悟的境地。这种以墨绘、生花相伴坐禅的做法，与我国的艺品感应练功的做法是何等的相似。近年来，日本的坐禅修行开始在美国风行。这种与西方文化传统迥然不同的修行方式传到美国之后，引起美国高文化层次人士的重视。他们一方面学习坐禅，一方面研究坐禅对人的文化教养和身心健康的影响。一些对坐禅有了体验的人，发现禅的悟境是极高的精神境界，禅文化是具有极高水平的文化。日本的禅文化与中、印的文化同属东方文化体系，我们东方民族对自己的传统文化不应妄自菲薄。

近代人们发现，风景照片可以作为练功的感应对象。当人们到名胜古迹观光游览，发现了好的练功场所，但没有时间长住下来进行长期练功时，可将当地的风景拍下照片，回到家里后进行感应练功。这样，就把摄影这种新的科技成果用于古老的练功功法。练功照片最好由功法基础较深的人拍摄，拍摄前先对拍摄对象练功，黑白照片和彩色照片练功的效果都很好。

电视机也是一种新的科技产品，却不能用于练功。当电视荧光屏上出现了美丽的风光时，如果对着荧光屏振掌感掌，感受到的不是真气而是邪气。在开着电视机的室内练功效果也不好，难怪近来人们发现看电视过多对于身体健康没有好处。

本书所讲的生物感应，无论群体感应和个体感应，也都可以用图画或照片来代替。当然，对图片感应的效果不如亲临其境。但对图片练功，简便易行。目前，对植物三友——松、竹、梅，动物三友——福鸟、禄马、次鹿的练功，特别是对动物三友的练功，主要是对图画的练功而难以遇到面对实物的机会。还有一些神话想象中的动物，在现实生活中不可能找到实物，对它们练功只能借助于图画，如龙、凤、麒麟、狻猊等。

十二、目功和观气

乾坤掌养生功法是一种掌功，其中包含的目功是否属于乾坤掌养生功法，曾经在很长的时期内引起部分族人的异议。有人认为是其他门派的功法，不属于乾坤掌养生功法的扩展分支，另一部分人则坚持自古以来乾坤掌养生功法中就有目功。1967 年秋，我乘火车由兰州到吐鲁番途中，同车遇到一位陕西的同宗前辈耿览，向我讲述了目功的功法细节，使我深信此功法确实属于乾坤掌养生功法。

下面简单介绍一下乾坤掌养生功法的目功的具体做法。

初练此功最好在天黑之后，室内不开灯。人静坐先做合掌功，然后双目闭合，意念集中于眼珠，意想两个眼珠之后各有一只小手掌出现。此小手掌称为托目掌，比眼珠略大，也有左、右之分。托目掌托着双目转动，转动的方向按逆时针方向和顺时针方向交替进行，在双目转动过程中可以看到两个亮点在左、右两方不断地闪动。两个亮点又变成了亮环，中心有一个暗核。再练一段时间后，在两目中心上方前额处开始略现微光，微光亮度不及两个亮环，直径为两个亮环的二倍左右。

此时双目停止转动，两只手掌开始振掌感掌，由合掌功态转入感掌功态。同时，意想的两只托目掌环抱着前额处的微亮区，应着手掌的振动也做振掌感掌，这样一来，前额微亮区开始有所缩小。在缩小的同时亮度增加，继而分出亮度不同的圆圈。中心最亮，由中心向外亮度逐层递减。此时，在前额处形成了天目。

天目首先看到的是手掌形成的意念心，看到意念心中乾坤之气的振荡。天目中亮环层数的多少、亮度的强弱、色彩的种类，与练功者功力的大小和身体的健康状况相关。

天目形成之后，目功功力深者可灵活地转动托目掌。托目掌转向自身体内，可以内视自身腑脏，转向上、下、前、后、左、右，可外视外界地面，地下和空中的物体。内视和外视结束之后，托目掌在前额处合掌，天目闭合。此时双掌也要在胸前闭合，回到合掌功的功态，然后收功。

观气是指应用目功观察四周天、地、人和万物的气势。仅用天目观气（包括托目掌）称作一目观气，应用天目加上人的两眼观气称作三目观气。三目观气中依照两眼的开闭状态又分为三种场合：开目观气、闭目观气和开目闭目观气。开目观气时两眼睁开，观看事物的外貌。多数事物的气势会表现在外，通过对事物外貌的观察，可以由表及里，看到事物内部的阴阳盛衰。某些事物的气势不表现在外，甚至表里不一，开目观气看到的是表象，在此情况下应用闭目观气法。此时双目闭合，用三目共察事物内部的乾坤之气，闭目观气法非目功极深者不能为。开目闭目观气法的做法是先开目凝视被观察的事物，然后在注意力集中的情况下突然闭目。在此瞬间被观察的物体的外形突然消失，但在目中留下了物体的影像。在闭目状态下观察物体影像边缘和影象内部的气势，继而物体的影像开始渺散，注意观察物体影像渺散时的形态。在进行三目观气时如果把两只手掌也对着被观察的事物，称作五目观气。再把两只足掌也对着被观察的事物，称作七目观气。七目观气功的姿势类似于声音感应法中的六耳猕猴功。

按照耿览前辈讲叙的目功功法细节，可以确定无疑地将其列为乾坤掌养生功法分支。目功和前述耳功一样，是乾坤掌养生功法的不可分割的组成部分。耳功功法，称作声气共感，所以目功也应称之为象气共观。值得注意的是目功中有一目功、三目功、五目功和七目功，各功皆对应于奇数。耳功中有两耳功、四耳功和六耳功，各功皆应偶数。汉字当中，目为五画，对应于奇数，耳为六画，对应于偶数。这里面有什么奥妙，不得而知。

耿览前辈是陕西人，属于庚申入秦留传下的关西支系，看来特异功能在此支系中相当高明。古有疏勒城拜泉出水的耿恭（陕西扶风人），今日川、陕一带也常出异人。1967 年前辈耿览在火车上遇见我，素不相识，就能认出我是河东支系同宗，并传以功法多种，对我提的问题，有问必答，毫无保留。可惜时间有限，只有同车两天的时间，我先下车。分别后至今已 25 年，无缘再见。当时前辈已年逾古稀，如果还健在的话，将近百岁。

在乾坤掌养生功法的耳功中，掌可以起耳的作用。在乾坤掌养生功法的目功中，掌可以起目的作用，掌之妙用妙不可言。古之高人，善于用掌，用之又用，以至于不用。用者高，不用者更高。能达到一身都是眼、一身都是耳、一身都是鼻、一身都是舌、一身都是心的高人，无需用掌。古希腊神话中有百眼巨人（Argus）的形象，这与乾坤掌养生功法中传说的具有一身都是眼的神通的高人十分相似。

神话小说《封神演义》中有一个奇人叫杨任，他本是商纣王的大臣，受商纣王迫害被挖去双眼。但他的双眼眼眶中长出了小手，手掌中托有眼珠，这种眼具有侦察潜藏在地下的物体的本领。这段神话故事与乾坤掌养生功法中的目功有相似之处，而且二者以商代作为传说的本源，可能两者之间有一定的联系。商朝大臣杨任被纣王挖去了双眼，不可能复生，但他靠功法的修炼仍有某种异常的视觉。

乾坤掌目功中的一些功法又是从事脑力劳动疲乏时休息、恢复精力的好方法。长时间看书、写字的人，大脑和眼睛会感到极度的疲乏，进行目功练习，可以使大脑和眼睛放松。进行学术研究和创作的人又常常工作到深夜，工作结束之后往往难以入睡，进行乾坤掌养生功法的目功练习，有助于消除失眠，使人很快入睡。

十三、净宅功

住宅是人们生活的场所，与人的健康关系极大。原始人没有住宅，与自然界的各种生物一样，在自然环境中生活，接受自然界中的乾坤真气，同时也直接受到自然界中的病气和邪气的侵袭，酷暑、严寒、狂风、暴雨、雷电、恶臭、瘟疫都能导致人因感受邪气而生病。自从人类有了住宅，生活有了庇护所，使人类免除了多种邪气的侵袭。然而与此同时，人与自然界的乾坤之气的接触在一定程度上受到了阻碍。此外，生活在住宅中的人自身产生的邪气难以及时排出住宅之外，住宅还会成为其他邪气聚集之所。

凡事物有利必有弊，住宅也不例外。现今人们的生活不能没有住宅，因此要求住宅能有效地抵御外界的邪气，同时能排宣内部的邪气。为了建成一所好住宅，首先要选址得当，然后要营造得法。乾坤掌养生功法在住宅选址和营造方面均以易理为依据，参照坤循周天与乾行地脉的方位走向等。

事实上生活在现代的人们已经很难随意选择住宅的地址，在营造方面也难以提出更多的要求，但在室内的布置方面尚有相当的选择余地。首先是在室内装修和家具的材料方面，要尽可能选用采自自然界的材料，尽量减少化工产品的用量。许多化工产品会散发对人的健康有害的气，要尽量避免使用，最好能使用气感好的材料，如优质木材、石材等。第二，要避免在室内摆设不吉祥的物品。有些人酷爱古玩，一些鬼怪图像或来自坟墓的物品虽然有一定的考古价值和艺术价值，但被认为容易附着邪气，不宜在居住和练功的屋子里摆放。第三，要经常保持室内外的通风换气，及时清倒垃圾、废物，特别是腐坏变质的食品要及时处理。

通过相当时期的练功活动就可以发现，练功不但能使练功者身体健康，还可以使练功环境的气感得到改善。特别是当功法基础较好的人在室内练功之后，室内的邪气被驱除。也就是说，在宅中练习乾坤掌养生功法，练功本身就具有净宅的功能。因此有人说："宅中常练功，邪气无影踪。"

在乾坤掌养生功法的分支中，曾经有过专用于改善室内练功环境的功法，这种功法叫做净宅功。净宅功传留下来的内容不多，据了解包括单人净宅功、多人净宅功和持物净宅功三种。

单人净宅功的做法是练功者端坐室内当中，面向一定方向先练合掌功和感掌功，然后再以六耳功或七目功的功法探测宅中邪气的所在，探得邪气所在方向后，以八法中的推法向此方向推拒。在使用推法时，如邪气属阴，用右掌施行推法；如邪气属阳，用左掌施行推法；如邪气阴、阳具备，则用双掌施行推法。等到邪气被驱除后，练功者走出室外进行一段抖掌功，然后再回到感掌功和合掌功的功态。多人净宅功的做法是练功的几个人在室内围成一圈端坐，先面向圈内共练合掌功和感掌功，然后再一齐面向圈外应用推法驱除邪气。在练功者中如果有一人功法基础较好，可作为领功人。领功人应用六耳功或七目功探测邪气的所在和属性，然后用前述单人净宅功的方法推拒邪气，其他练功者则在领功人背后模仿领功人动作练功。持物净宅功被用于邪气较深的场合，由功力基础好的人施行。练持物净宅功时所持之物一般为乾坤掌养生功法中的刚柔二器，也就是前面第四节所说的宝剑和拂尘。练净宅功时依据邪气的属性选择使用刚柔二器之一，或者两器并用。除刚柔二器之外，还可以根据邪气的五行属性，选择能够克制邪气的具有五行属性的物件作为练功所持之物。

施行净宅功的场合，一是在新宅落成之后迁入新居之前。新宅就建筑物而言本不应有邪气，但新宅坐落的地址历史上可能有过复杂的经历，留下邪气。再一是迁入旧宅，特别是旧宅中曾发生过非常事件的场合。其三是平时居住宅中发生怪异等不祥事件的场合都是古人施行净宅功的场合。

相传古代每年有一个净宅日，原本在商历二月初三，后因历法的变更，没有商历可循，一般均在农历二月初三进行。在那一天各自在家中手持宝剑、拂尘练功，做驱邪之状，以求一年全家的平安。

如果家中有人患病，想做净宅功，或赶上二月初三净宅日进行净宅活动，病人应离开净宅现场，当净宅活动结束之后病人再回来。

十四、祈禳功

祈禳功的目的在于消除灾祸，祈求吉祥和平安。乾坤掌养生功法中包含祈禳功有其历史的根源。相传古代乾坤掌养生功法既是祈禳的仪式，又是保健的功法。随着时代的进步，前者的作用日渐减少，后者的作用逐渐增加。到了后来，日常的祈禳转变成每年的固定节日的行事，以及在突然发生天灾人祸时偶然使用的祈求消灾的形式，这一部分内容已没有保健方面的意义。由于其中的某些祈禳行事和现在民间存在的民俗有关，现今民间尚存的一些民俗活动起源于这些祈禳行事，所以在本书中仍保留这一节。对乾坤掌养生功法的祈禳功作一简要的介绍，一则可使大家全面地了解本功法，另一方面也可为民俗研究者提供一些参考资料。

如上所述，乾坤掌养生功法的祈禳功传留下来的内容已经很少，而且各地的说法也不完全相同。笔者对这个问题没有做过仔细的考证，只能作为一家之言叙述一下这些功法的要点。

（一）五行祭

每年腊月初八，清晨大家到河边。先在河滩沙地上画一个大圆圈，然后在圆内画一个内接正方形。前者象征天，后者象征地。画好后，在河面凿冰成圆形、叶形、三角形、方形和五边形，将这些冰块作为五行的象征，依次摆放在河滩上画好的方、圆之中，以此象征万物生长于天地之间。然后全体环绕着冰块和图形坐在沙滩上，一齐练乾坤掌养生功法的合掌功和感掌功。由于腊月天寒，练功时间不宜过长。练功结束后，冰在阳光照射下融化。五行祭又称作丰收祭、窖祭或打窖，有庆贺一年的丰收和祈求来年丰收的含意。据说功力高的人，可以通过冰块上水汽蒸发的形态，看出来年农牧业的征兆。

（二）太极祭

腊月三十晚（一说在冬至前一天晚上，因为商历或古耿国历以冬至为一年的开始），在院中用木柴或煤炭垒成尖塔状。垒的过程按螺旋上升的形式，天黑之后将柴堆或煤堆点燃，大家围着火堆练热源感掌功。太极祭又称火祭，相传古耿国崇尚火。太极祭有消灾灭祸、祈求来年兴旺的用意，通过火焰的形态和燃势，可以预测来年的运势。

（三）太阴祭

八月十五，月出之前对着月亮将出的方向设案摆设果、饼、菜等供品，参加人在案后站成弧形，两端二人为领功人。等到月亮初升，大家在领功人带领下对着初升的月亮进行感应，然后一齐享用供品，欢庆中秋佳节。太阴祭又称月祭，商易以坤为根基，太阴被看作坤之精，所以有专门的祭月仪式。

（四）太阳祭

太阳祭的日期有两种说法，一说在五月初五，一说在夏至。黄昏日将落的时候，对着西方日落的方向设案摆供。参祭的人在案后按雁行排列方式站立，领功一人站在队列中央端点位置。当太阳将要落山时，对着太阳进行感应，直到太阳落山。太阳祭又称作日祭，送乾复坤祭或复坤祭。日为乾之精，大地为坤。商代人认为，当乾达到极盛的位置，能否顺利地、平安地复归于坤是事物存在和发展的关键，设太阳祭的目的就在于祝愿乾能够顺利地复归于坤。

（五）二十八宿祭

相传古代对二十八宿的每一宿均有专门的祭日，至今尚未一一考证出来。

（六）鬼祭

农历七月十五，晚上天黑之后在河边点燃河灯。河灯是一个小船，上置蜡烛或油灯。河灯先在河滩上点燃，参祭人围灯练功感应，然后将河灯放入河中顺流而下。参祭人在岸边对着河中漂流的河灯感应，直到看不见河灯为止。鬼祭的含意在于追思亡故的先人。

小提示

此外，对于乾坤掌养生功法的三圣，即祖丙、太乙和庚申三位先人和六耳猕猴这位传说中的神猴，过去也有专门的祭日，这里不再一一介绍。对于一些发生在自然界中的灾变，乾坤掌养生功法中有专门的禳功，下面所讲的救月禳、救日禳，就是其中两例。

（七）救月禳

商代的易理崇尚坤，月亮被认为是坤之精。月蚀的发生被认为是一个凶兆，乾坤掌养生功法中有专门的救月方式，称作救月禳法。乾坤掌养生功法中的救月方式与许多地方鸣锣和敲打盆罐发出响声的救月方式不同，做救月禳时不发出声响。用盆盛水放在地面，用来照月影，但严禁参加救月者通过水面观看水中月蚀的影像，所以放置水盆的人一般紧闭双目放置水盆。然后参加救月禳的人排成两个纵行，手拉手成两串。位于前面的两个人为领功人，一人以左掌、一人以右掌对着月亮做单掌推法，位于两行末尾的两个人空出的手掌对地面做单掌振掌感掌。待到月亮复圆，救月禳结束。全体做合掌功，然后收功。将盆中之水泼掉，将盆扣在地面，第二天再将盆取回。

（八）救日禳

在日蚀发生的时候施行。先在院中空地上点燃一堆篝火，严禁通过篝火的烟观看日蚀的景象，参加救日的人在屋檐下或树荫下做合掌功。如果发生日全蚀，参加救日的人要不断地往火堆中加柴，待到日光出露，再回到荫处做合掌功。日蚀结束之后，挖个坑将篝火的灰烬埋入地下。

十五、反咒魇功

商代巫教盛行，巫觋众多，各类巫术无奇不有。其中一些功德败坏的恶巫，推出种种咒魇邪术蛊惑人心。社会上一些心术不正的人，为了对付自己的仇家，或为了除掉妨碍自己利益的人，不惜采用卑劣手段，重金聘请恶巫，施行咒魇邪术。这种恶习在商代之后一直没有绝迹，清代小说《红楼梦》中就有这样的描写。

源于商代的乾坤掌养生功法反对在任何情况下施行咒魇邪术，认为如行邪术，即使有效，亦伤功德，其害犹如自咒自魇。但为了防止恶人咒魇，在其功法中包含有反咒魇功。

乾坤掌养生功法中的反咒魇功主要有两种形式。一种是在气贯长虹功基础上发展起来的，另一种是在六耳猕猴功的基础上发展起来的。这两种功的做法前面已经介绍过。做气贯长虹功时，无论在陆地或在水面进行，均先做金蟾望天功。做金蟾望天功时，身体十四个闭环处在三维空间中相互正交的三个平面内，有利于感受来自任何方向的信息。如果有恶人对练功者施行邪术，练功者会感受到。当练功者转入气贯长虹功时，气弧化为半球笼罩着练功者。当邪术的邪气达到此半球时，半球将产生斥力将邪气斥回。做六耳猕猴功时，将"六耳"对着六个方向感应。当练功者感受到某个方向邪术的邪气传来时，则在此方向应用推法相拒，将邪气斥回。乾坤掌养生功法中还有一些功法也具有反咒魇的能力，但主要的反咒魇功是这两种功法，其余功法就不一一介绍了。当施行邪术的人发现邪术无效，从此中断邪念，尚不致于引起恶果。如果恶心不改，一意施行邪术，则一切邪恶的咒魇都将应在施行邪术者自己的身上。相传唐代从西域来了一位恶僧，能咒人立死，大家把他奉为神。他借此敲诈勒索，没有人敢抗拒他的敲诈。后来一位功法高人当面指责他的罪行，并请他咒己。当晚恶僧施以最狠毒的七窍流血死咒，气功师则练反咒魇功。时至五更，恶僧加强功力，大叫一声，结果自己七窍流血而亡，气功师则一切如旧。恶僧的毒咒没有伤及气功师，反而完全应在自己身上。乾坤掌养生功法的反咒魇功所包含的劝恶从善的寓意，反映了古代人民的善良愿望。

乾坤掌养生功法的
功理

前面介绍了乾坤掌养生功的基本功法和扩展分支，比较全面地讲述了本功法的主要内容。如果读者照着上面讲述的方法去练习，一定会有所收获。然而，要真正掌握本功法，不能仅靠学习功法的动作，必须进一步理解功法的功理。不理解功理，竭力模仿总不似。掌握了功理，随心所欲俱有神，反而不拘泥于动作的准确性。古人云：宁教一招，不教一妙。世人练功，多注重动作要领而忽视功理。动作和功理是功法的不可分割的部分。动作看得见，功理看不见，两者的关系是有和无的关系。老子在其不朽的著作《道德经》开宗明义的第一章中，对有和无的关系作了精辟的论述：

> 无名天地之始，有名万物之母。故常无欲以观其妙，常有欲
> 以观其徼。此两者同出而异名，同谓之玄。玄之又玄，众妙
> 之门。

由此可见，我们学了功法动作，算是学会了其徼。再进一步学习功理，才能掌握其妙，达到玄的境界。

乾坤掌养生功法的功理是一套独特的易理。由于乾坤掌养生功法产生于商代，其功理的易理中又贯穿着复归于坤的思想，所以有人认为它可能

是失传的商代归藏易。但历代前辈在传授功理时都明确指出，功理中的易理不是古归藏易。关于乾坤掌的功理与归藏的关系等讲完功理后再讨论。乾坤掌功理中的易理一直没有确切的名称，有人称它为乾坤掌养生功法易理，但这个名称也不大确切，因为这种易理不限于解释乾坤掌养生功法，而是对自然界和人类社会一切问题的总看法。当然，这种易理能够残缺不全地留下部分内容，正是伴随着乾坤掌养生功法的传授而传承下来的。近来有人将此易理简单地称作耿易，依据这种易理（和功法）过去主要在耿氏族人中流传，本书姑且使用耿易这个名称。

近年来人们对耿易的兴趣日见增长。其中有练习乾坤掌养生功法的人，也有不练乾坤掌养生功法的人。族人中不了解耿易的人希望能有所了解，海内外友人也不断索要两图四诀的文本，并希望给出解释。过去族人将两图四诀奉为至宝，仅在族内少部分人中相传。近几十年来又认为两图四诀是古代科学落后时代的产物，到今天已经失去存在的价值。至今长辈不传，后辈不学，族人中能稍知耿易者已寥无几人。为了不使耿易就此失传，同时也为修炼乾坤掌养生功法的人学习功理有所依据，现将耿易尚存的内容整理出来并略作解释，以供对耿易和乾坤掌养生功法感兴趣的友人参考。

一、两图四诀

耿易至今残存的内容主要只有两图四诀。两图是太极演化图和天地五行图，四诀是太极演化图诀。天地五行图诀、八卦五行相关诀和太极演化图副诀。耿易过去逐代口头传授的是数十段歌诀，到现在能够记得比较完整的只有前四个决。两图是根据歌诀画出的，不同的人画出的图有不同之处。除四诀之外，还有一些耿易中的重要概念，在其他文献上不多见。如上一章中所提到的坤循周天、乾行地脉等，解释这些概念的相应的歌诀至今尚未找出。

现将我所整理出来的两图四诀列在下面。有不妥之处希望各位读者指正，并殷切盼望提供这方面的补充资料。

图 19 和图 20 分别给出了太极演化图和天地五行图，图 21 为天地五行图的立体画法。

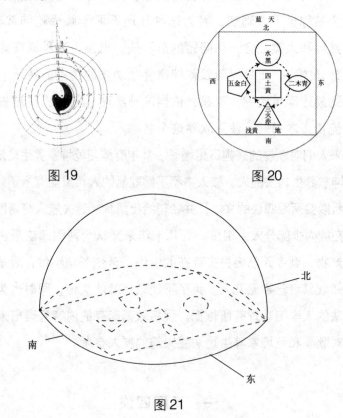

图 19   图 20

图 21

下面介绍四诀的内容。

> 太极动，乾坤分。
> 是成两仪，为阴，为阳。
>
> 两仪分且离，则散，则亡。
> 欲得两仪不离散，唯乾复归坤。
> 退而复归坤，两仪存。

进而复归坤，是成四象，

为老阴，为少阳，为少阴，为老阳。

四象分且离，则散，则亡。

欲得四象不离散，唯乾复归坤。

退而复归坤，四象存。

进而复归坤，是成八卦，

为坤，为震，为坎，为兑，为艮，为离，为巽，为乾。

八卦分且离，则散，则亡。

欲得八卦不离散，唯乾复归坤。

退而复归坤，卦存。

进而复归坤，卦生。

生之又生，乾坤益近。

近之又近。复归于太极。

五行，道所生也。一阴一阳之谓道，五行，亦阴阳所生也。

道生一，为水。一生二，为木。

二生三，为火。三生四，为土。

四生五，为金。五行备，万物生也。

水居北，色黑，形一边，水珠之状也。

木居东，色青，形二边，木叶之状也。

火居南，色赤，形三边，火焰之状也。

土居中，色黄，形四边，土地之状也。

金居西，色白，形五边，呈金字之状，含五金之义。

此五行图也。

五行归于坤，坤顺承天。
又有天地五行图，像万物生于天地之间也。
得乾坤之气，万物俱作。
乾坤之于万物，生而不有，为而不恃也。
大哉，乾也。至哉，坤也。

人之胎，像水，喻其柔也。
人之少，像木，喻其生也。
人之壮，像火，喻其猛也。
人之老，像土，喻其宽也。
人之耄，像金，喻其贵也。
人之生，由胎及耄，
循五行之序而周行。
及至土，险象见。
入则为陷，出则得桃。

八卦五行，皆由道生。
道即阴阳，源于太极。
太极未动，是为混沌。
太极初动，阴阳始分。

阴阳左旋，是成四象、八卦。
循其迹，一、二、四、八也。
阴阳右旋，是成五行、七曜。
循其迹，一、二、五、七也。

八卦之为象，数中有形也。

五行之为象，形中有数也。

数中有形，以明其理。

形中有数，以张其用。

卦离散，归六神。

为雷神，为水神，为泽神，为山神，为火神，为风神。

故此六神，是离散神。

离散则亡，是谓死神。

可以敬之，不可亲之。

可与处之，不可循之。

营魄抱一，贵在无离。

谷神不死，是谓玄牝。

纯阴成卦，为玄牝门。

玄牝之门，是谓天地根。

其数为零，绵绵若存。

衍生诸卦，用之不勤。

高哉青云，是谓天庭。

纯阳成卦，为天庭门。

卦演至乾，叩及天门。

甫开即阖，机遇难寻。

青云直上，步入天庭。

诸卦断绝，复归于死神。

天门开阖，能为雌乎。

圣人所训，其义深矣。

舍天庭门，趋玄牝门。

卦演至乾，贵在复坤。

乾坤相合，复归天地根。

二、四诀今译

耿易的四诀是用文言文写成的。为了使更多的人能够了解四诀的内容，下面给出四诀的白话译文。今译文与原文如果有不完全一致的地方，当以原文为主。

（一）太极演化图诀译文

太极运动，分出了乾坤。于是产生了阴和阳，阴和阳称作两仪。

如果两仪分出而且相互离开，两仪就要散去而导致事物的灭亡。为了使两仪不发生离散，只有一个办法，就是使乾再回到坤。后退一步使乾再回到坤，两仪就能够保持存在。如果能前进一步使乾再回到坤，那么两仪就演化成四象：老阴、少阳、少阴和老阳。

如果四象分出而且相互离开，四象就要散去而导致事物的灭亡。为了使四象不发生离散，只有一个办法，就是使乾再回到坤。后退一步使乾再回到坤，四象就能够保持存在。如果能前进一步使乾再回到坤，那么四象就演化成八卦：坤、震、坎、兑、艮、离、巽和乾。

如果八卦分出而且相互离开，八卦就要散去而导致事物的灭亡。为了使八卦不发生离散，只有一个办法，就是使乾再回到坤。后退一步使乾再回到坤，卦就能够保持存在。如果能前进一步使乾再回到坤，那么卦就会继续演化出新卦。

如果卦不断地演化，乾和坤的位置越来越接近。乾和坤接近，再接近，最终导致事物又回到太极的状态。

（二）天地五行图诀译文

五行是由道产生出来的。阴和阳合起来叫做道，所以五行也是由阴和阳产生出来的。道产生出一，这个一就是水。一产生出二，这个二就是木。二产生出三，这个三就是火。三产生出四，这个四就是土。四产生出五，这个五就是金。五行都产生出来了，接着万物就相继产生出来了。

水处在北方，它的颜色为黑色，它的外形有一个边，表示了水珠的形状。木处在东方，它的颜色为青色，它的外形有两个边，表示了树叶的形状。火处在南方，它的颜色为赤色，它的外形有三个边，表示了火焰的形状。土处在中央，它的颜色为黄色，它的外形有四个边，表示了土地的形状。金处在西方，它的颜色为白色，它的外形有五个边，形状像一个金字，它的含义代表了五金。

五行全都归附在坤上，而坤又顺从，承托着天。这样就又有一幅天地五行图，象征着万物生长在天地之间。万物得到了乾坤的真气，欣欣向荣地生长。乾坤对待万物，是产生了万物而不把万物据为己有，为万物尽了力而不居功自恃。乾实在太伟大了，坤实在太完美了。

人的胎儿阶段，用水来表示，比拟他的柔弱。人的少年时代，用木来表示，比拟他的生长。人的壮年时代，用火来表示，比拟他的猛健。人的中老年时代，用土来表示，比拟他的宽厚。人的高龄时代，用金来表示，比拟他的尊贵。人的一生，从胎儿阶段到高龄时代，遵循着五行的顺序沿着一个圆周形路线前进。到达了土所代表的阶段，出现了一个险象。如果进入险象出不来，这个险象就是人生的一个陷阱。如果能从险象中出来，这个险象就变成了一个象征长寿的寿桃。

（三）八卦五行相关诀译文

八卦和五行，都是由道产生出来的。道也就是阴和阳的总合，阴和阳都来源于太极。太极未动之时，阴和阳还没有分开，这种状态叫做混沌。

太极一开始动,阴和阳就开始分了。

阴和阳左旋运动,依次产生出四象、八卦。按照由太极到阴阳,到四象,到八卦的发展踪迹,反映出一、二、四、八这样一个数字序列。阴得阳右旋运动,依次产生出五行、七曜。按照由太极到阴阳,到五行、到七曜的发展踪迹,反映出一、二、五、七这样一个数字序列。

八卦的符号,是数字的符号,其中又包含了形状的含义。五行的符号,是形状的符号,其中又包含了数字的含义。由于八卦以数为本,数中有形,因而更多地用于阐明事物的哲理。由于五行以形为本,形中有数,因而更多地用于开发事物的功能。

(四) 太极演化图副诀译文

诸卦如果离散,将归附于六神。这六神是:雷神、水神、泽神、山神、火神和风神。因此这六神就是离散神。由于卦离散要导致事物的灭亡,所以这六神就是死神。对这六神,可以敬奉他们,不可亲近他们。可以和他们相处,不可跟着他们走。进行个人的身心修炼,最重要的就是要做到不离散。

谷神不是死神,称他作玄牝。完全由纯阴形成的卦位,就是玄牝的门户。玄牝的门户,是天地的根基。玄牝门户卦位代表的数为零,它一直是似有似无的样子。但诸卦都从这里衍生出来,永远不会把它用尽。

青云多么高啊,人们称它为天庭。完全由纯阳形成的卦位,就是天庭的门户。卦演变到了乾位,就叩到了天门。天门刚一打开,立即就关闭,真是难以碰上的机遇呀。利用这个机会青云直上,走进天庭中去,其结果是断绝了与诸卦的关系,最后也走到死神那里去了。

当遇到天门打开而后关闭的机会时,能不能做到不受青云直上的诱惑呢? 古代圣贤的教导,其含义多么深远啊。舍弃天庭之门吧,要趋往玄牝之门。当卦演变到乾位时,最可贵的就在于决意归向坤位。这样就能使乾坤相合,重新回到天地的根基。

三、两图四诀解释

上面给出了两图四诀和四诀的白话译文，本节对两图四诀作一些初步的解释。

我们先讲两图的画法。太极演化图的中央是一个错动了的太极图，其上端为阴，其下端为阳。也有人认为两图均应上下颠倒画，因为在太极演化图中，阴应在下面阳应在上。在天地五行图中，按我国古代习惯南方应在上，这种观点有一定道理。但也有人不赞成改动，认为前辈传下的这种画法有它一定的道理。阴在上而阳在下，水在上而火在下，阴气下降而阳气上升，阴阳交汇才有生命。如果上下颠倒画，阳气上升，阴气下降，阴阳分离，则散则亡。还有人认为两图均在水平面上，无上下之分怎么画都行，这又是一种折中的观点。对这些观点我们暂不作结论，仍保持图19和图20给出的画法，根据这两幅图进行讨论。

从太极演化图的中央错动的太极图可以看出，其上端的阴位和其下端的阳位与图的中心点的距离不相等，这表示太极动、乾坤分，生出了两仪。太极演化图的主线条为一条用实线表示的螺旋线，在这条螺旋线上，两仪、四象、八卦和相继衍生出的四位十六卦、五位三十二卦和六位六十四卦各占一定的位置。螺旋线由内往外按逆时针方向旋转，所有各位卦的位置均在这条螺旋线上。为了图的简明没有将所有的各位卦的符号都在螺旋线上标出，在螺旋线上只标出了两仪、四象、八卦，四、五、六位卦只标出了乾卦和坤卦的位置。图中所有由阳爻符号表示的卦位，即乾位，用粗虚线联结，称作乾线。所有用阴爻符号表示的卦位，即坤位，也用粗虚线联结，称作坤线。坤线是一条直线，乾线是一条曲线，坤线又是由图中心向上方的放射线。除坤线外，由图的中心引向诸卦的放射线均用细虚线表示。细虚线称作离散线。在所有的乾位，除上述螺旋线与进位坤位联结外，还有一条曲线与原位坤位连结。

　　两仪、四象、八卦和继八卦衍生出的诸卦除坤卦外，如果沿着细虚线表示的离散线走，就会消亡。由太极出发沿着螺线走，就相继经过由太极到两仪，由两仪到四象，由四象到八卦，由八卦到十六卦，由十六卦到三十二卦和由三十二卦到六十四卦的整个过程，而且这个过程还可以继续发展下去。在这个发展过程中按卦的位数又可以分成几个阶段，各个阶段都从坤位的纯阴开始，然后阳增阴减，直到乾位而达到纯阳。这时是一个关键时刻，是亡，是存，是生，取决于能否复归于坤和复归于坤的进退。不能复归于坤则因阴阳离散而亡。如果不能前进尚且能够退一步而复归于坤，则能够保持生存，继而重复循环，待再到乾位时看能不能前进。如果能进而复归于坤，则卦生，也就是进入了一个新的发展阶段。如果连续发展下去，一次又一次地进而复归于坤，则乾与坤的差异越来越大，而乾与坤的卦位却越来越近，乾线与坤线也越来越接近，直至乾线复归于坤线，乾坤合一，复归于太极。

　　我们再来解释天地五行图和它的图诀。在天地五行图中用不同形状、不同颜色的图形布置在不同的方位表示五行和它们之间的关系。天地五行图上原无文字，只用图的形状、颜色和方位表示其包含的哲理。用象征水珠的一边形（圆形）表示水，用象征树叶的两边形（两个相对接的弓形）表示木，用象征火焰的三角形表示火，用象征土地的四边形表示土，用状如金字的五边形表示金。用这五种形状的图形，配以代表其含义的特征颜色，布置在东、西、南、北、中不同的方位。依边数顺序恰好是五行相生的顺序，按形状和颜色，形象地反映了五行的含义。由于将五行与其特征图形的边数联系起来，因此，只要由阴和阳，也就是道，产生出作为水的一，按照五行相生的关系，自然会将五行，乃至万物产生出来。天地五行图代表了万物生长在天地之间的繁荣景象。

　　天地五行图诀中有一段利用五行图对人的生命过程作了解释，用以指导养生。人在胎儿阶段像水一样柔弱，少年时代像树木一样茁壮成长，壮年时代人的生命力达到鼎盛时期，猛健如同火焰。老年，这里指的是现今人们称作中老年的岁数，大约五六十岁，人到了中老年像土一样宽厚。而人能活到耄年，也就是八十岁以上，则像金一样宝贵难得。人从胎儿时期直到耄年，就是循着五行相生的顺序而前进的。这一路径我们在天地五行图中用虚线表示（通常天地五行图上不画出这条虚线），路径大体上是一个圆圈。但到了土的阶段，偏离了圆周出现了一个凹部，天地五行图诀称这个凹部是一个险象。如果进了这个凹部出不来，这个凹部对人的生命是一个陷阱。如果能从凹部通过，走出凹部，凹部对人来说则成了一个寿桃。出则得桃，历来有不同的说法。有人认为原意是出则得逃，就是说逃出了劫难。有人说是出则得兆，表示得到了长寿的吉兆。还有说出则得跳，表示跳出陷阱。虽然有种种不同的说法，但有一个共同点，就是认为五六十岁是人生长寿的关键时刻。这一时期或许就是现代医学中所说的更年期，在这个时期，倘不注意养生，一切行为如壮年时之火焰，一旦险象出现，难免入陷。不少为国家民族的科学文化有所建树的人，在这个时期突然去世，实在令人痛惜。因此，希望大家能从天地五行图中得到启示，重视关键时期的养生，人人能够摘取到大寿桃。

八卦和五行之间的关系，历来是人们关心的问题。不同的研究者有不同的看法，这是正常的现象。本书目的不在于评论不同的观点，仅在此解释耿易中对这一问题的叙述。四诀中的第三个诀，即八卦五行相关诀，专门讲了八卦和五行之间的关系。八卦五行相关诀认为，八卦和五行都是由太极生成的阴和阳，也就是道演化出来的，太极未动之前是阴阳不分的混沌世界。太极初动，首先分出阴和阳，然后产生出四象、八卦、五行、七曜等以至于万物。由八卦五行相关诀看到，当太极产生出阴和阳之后，下一步究竟是沿着四象、八卦的路径发展，还是沿着五行、七曜的路径发展，取决于阴和阳的旋转方向。如图19和图20所示，当阴和阳逆时针旋转时，演化出四象、八卦。当阴和阳顺时针旋转时，演化出五行、七曜。有人认为，同一个旋转体是逆时针旋转还是顺时针旋转，并不是绝对的，而是取决于从什么方位观察旋转体的运动。与此类似，将万物用八卦或五行来解释，是从不同的方位、不同的角度来看问题。八卦和五行，两者都体现了事物的形和数的属性，但侧重的方面不同。八卦以数为本，但又不是单纯的数字符号，其符号有形的含义。五行以形为本，但也不是单纯的几何图形，其图形有数的含义。依照五行的观点，便于开发万物的功用，如五行说有医学、药学和工艺各方面的作用。依据八卦的观点，则能更深刻地阐明事物的哲理。正因为八卦不单纯是数字符号，其符号有形的含义，所以尽管用"0"和"1"两个符号代替阴爻和阳爻符号在书写上和某些应用方面比较方便，但这种代替使得卦符失去了形的含义。

太极演化图副诀进一步阐述了无离是生存之本这一哲理。要生存就必须始终保持着阴阳不离散，也就是老子所说的"营魄抱一，能无离乎"？阴阳可分而不可离。阴阳不分时叫混沌，没有事物，也没有生命。阴阳分，并且相互作用，产生了万物与生命。万物与生命在阴阳分而不离的情况下存在和发展，不论事物多复杂，其中包含着阴阳。如果阴阳离散，事物就将灭亡。

我们不妨对比一下太极演化图副诀和老子的《道德经》第六章。老子道德经第六章的内容如下：

> 谷神不死，是谓玄牝。玄牝之门，是谓天地根。绵绵若存，用之不勤。

道德经第六章有如下几点值得注意。（1）给出了道德经中两个重要概念：谷神，也叫做玄牝；玄牝之门，也叫做天地根。这两个十分重要的概念历来解释纷纭。（2）全章只有二十五个字，对上述两个重要概念只用了"不死"、"绵绵若存，用之不勤"十个字进行了解释，因而没有把两个概念解释清楚，导致众说纷纭的解释。（3）这一章出现很突然，前后不连贯。在《道德经》八十一章中也找不出与这章直接呼应的章节。

我们再看太极演化图副诀，其核心的第二段恰恰包含了《道德经》中的第六章，整个太极演化图副诀都围绕着这一核心段论述。"谷神不死"，这四字在道德经中一出现就显得很突然。而在太极演化图副诀中，先阐述了卦离散，归六神。六神指的是雷神、水神、泽神、山神、火神和风神，这六神是离散神，所以是死神。有了叙述六神为死神的背景，继而引出谷神不死，则不使人感到突然。六神在太极演化图中有形象的表示，就是联结图的中心与震、坎、兑、艮、离和巽卦卦位的细虚线的离散线。同样，谷神在太极演化图上也有形象的表示，就是图中联结所有坤位的粗虚线，即坤线。从太极演化图及其副诀就可以了解到，谷神就是图中的坤线。谷神不是死神，谷神又叫玄牝，坤线上的坤卦卦位是玄牝之门，这些都一目了然。

老子《道德经》第十章所讲的"天门开阖，能为雌乎"？在太极演化图上，天门就是乾卦的卦位。为雌就是在天门开阖之际要复归于坤，才能保持生存。如果青云直上，仍将归于死神。这些道理，太极演化图副诀作了进一步解释，并由此再次确定唯有谷神不死。

最后我们再看一下太极演化图中的两条粗虚线——坤线和乾线。这两条线围成的图形，在耿易中称之为鳌鱼（一说犎牛，犎音 óo，地中独角兽）。鳌鱼以坤线为腹，以乾线为背。坤线构成它的任脉，乾线构成它的督脉。其内象征着阴阳不离散，乾复归于坤。鳌鱼象征着生存与发展、是生命之鱼（牛）。耿易本身的哲理，表现在它的危机观、生存观、发展观和重视关键时刻的观点。到了关键时刻，谨守鳌鱼，就能避免危机，求得生存，待机发展。

这就是耿易现存的两图四诀所要说明的主要问题。

四、耿易的本质和作用

（一）耿易是什么

前面介绍了耿易的内容并作了初步的解释。耿易是什么，一直是人们关心的问题。作为乾坤掌养生功法功理的耿易，就其内容看是一种易理。是易理其源必来自古易。我国的古易有三种，夏朝有连山易，商朝有归藏易，周朝有周易，三易各有其特点。夏易连山，由艮卦开始，象征山之出云，连绵不断。商易归藏，由坤卦开始，象征万物莫不归藏其中。周易由乾、坤二卦开始，象征周全完备。耿易从坤卦开始，并指出事物要存在、要发展，必须复归于坤。由此可见，耿易之源应在归藏易中去找。

可惜的是古归藏易已经失传，因此无法进行对比研究。有人以为耿易也许就是失传了的归藏易，这种看法是不正确的。前辈传授两图四诀时都明确指出这不是古归藏易，就是要消除这种误解。耿易源于归藏易，但已不是归藏易。随着时代的变迁不断地汇入新的思想，同时又不断地排除（或丢失）了一些原有的东西。这种变化完全符合易的基本思想，即简易、交易、变易和不易。简易才能概括哲理，交易才能推陈出新，保持生命力。交易达到一定程度则发生变异，使其变得已不同于本源。变易中又有不易，变得已不是它的本源，但其中仍有本源的踪迹，耿易和归藏易的关系就是这种关系。还有人提出有古耿易与今耿易之分。古耿易是商代古耿国建立后发展的易理，直接源于归藏易。今耿易是在古耿国灭亡之后，耿氏族人在古耿易基础上不断地吸收新的思想发展起来的，其后在流传过程中又不断地变化、丢失，留下了目前的两图四诀和一些个别的概念。因此，我们现在研究耿易，一方面研究其现存内容所反映的哲理，另一方面通过它间接探索其源的踪迹，特别是当其源已经失散的情况下或可有一定的帮助。

（二）与周易的关系

无论在耿易的四诀中，还是在乾坤掌养生功法的一些功理解释中都用到了一些周易中的话，这被看作是耿易流传过程中吸取周易的证据。如上所述，耿易在流传过程中不断吸收新的思想。周代之后，古三易中只有周易被保留下来，因此，诸子百家都从周易中吸收营养。耿易虽然源于归藏易，但周代之后的承传人看不到归藏易而只能看到周易，所以在他们讲易传易的过程中受周易的影响是合乎道理的。

周易本身受连山易和归藏易的影响问题，一直没有引起人们的足够重视。连山易和归藏易失传了，因此无法进行对比研究，给研究带来了严重的困难。人们普遍认为周易本文经，是姬昌和姬旦父子二人编写的。人们举出归妹卦的卦名和"帝乙归妹……"的爻辞，说明周易不可能成文于商君帝乙之前，因此周易经部的作者只能是姬昌父子。这种说法不能说不对，但姬昌父子撰写周易时有没有参考和引用连山易和归藏易的某些部分，这个问题很少有人讨论过。既济卦九三的爻辞说："高宗伐鬼方，三年克之，小人勿用。"这本是商朝人经历过的重要军事活动，并已经从中总结出小人勿用的经验，不是姬昌的创造。坤卦初六的爻辞："覆霜，坚冰至。"所叙述的自然规律恐怕在夏朝之前就被我们的祖先发现了，这在连山易和归藏易中有没有反映，现在不得而知。古代撰文不像现在写论文，所引用的参考文献一一都标注得十分清楚。姬昌在编撰周易时有没有读过连山易和归藏易并将它们当作主要参考文献，周易中没有标注，其后又只有周易流传，后人就难以研究了。孔子说过："周监于二代，郁郁乎文哉，吾从周。"（论语·八佾）孔子所说的周监于二代，仅仅指的是礼呢，还是也包括了易在内？耿易中的某些周易词句，都是引自周易呢，还是与周易共同引自归藏易呢？这个问题现在就难以确定了，除非将古归藏易重新展示在面前。

（三）与《道德经》的关系

耿易四诀中有不少老子《道德经》中的话，耿易复归于坤的中心思想也与《道德经》的中心思想相一致。这在前面的四诀解释中已经举了不少例证，这里不再重复。耿易与老子相通，可能有两种原因。一种可能是耿易在它的承传过程中大量吸收了老子的观点，有人甚至认为耿易有两个源泉，一是易，一是老子，另一种可能是老子的思想也来源于归藏易。耿易与老子同源，故能相通。自从商朝灭亡，周朝建立，周易流传，归藏易就见不到了。这有可能是周王朝着意禁止归藏易，推行周易的结果。周朝建立之后，归藏易被周天子秘藏，禁止人们阅读。

老子的生平，根据司马迁所著《史记》的记载：

"老子者，楚苦县厉乡曲仁里人也，姓李氏，名耳，字聃，周守藏室之史也。"

这就是说，老子是周天子的管理图书的官。老子可能阅读过归藏易，因此，老子的《道德经》与归藏易的思想一致，《道德经》是老子研读归藏易的总结。后来周王室发生内乱，王室资料失散，老子的《道德经》留传下来了，《道德经》成为了解归藏易的重要资料。耿易与《道德经》相通，与耿易源自归藏易的说法不相抵触。

（四）与五行说的关系

耿易中有天地五行图诀和八卦五行相关诀，因此有人认为耿易在承传过程中吸收了五行说；还提出耿易有三个源泉的说法，一是易，一是老子，一是五行说。但也有人认为古耿易中就有五行说，也源自归藏易。尚书《周书·洪范》记载了周武王向商朝旧臣箕子询问治国之道，箕子的讲解中就已包含了五行的道理。

（五）图与诀的关系

耿易传至近世，所传的是一些歌诀。图则是根据歌诀所描述的情况绘出，因此看起来好像是先有诀后有图。然而仔细分析歌诀，很容易发现歌诀是名副其实的图诀。有图在先，图诀说明图的形态与含义。可能是古代遭禁的原因，神秘的图像不能画出来保存，只能在特定的节日用冰块、炭火堆成，很快就融化、烧毁。即使偶然绘出，也即刻焚毁。为使易理能代代相传，唯有以歌诀形式口授背诵。

易图一向是在易学中遭到非议的东西。自从朱熹、蔡元定将陈抟传下的易图公布之后，遭到了一些自命为易学大师的攻击，认为易无图，所谓易图是宋代道家伪造，这些人大概至死也坚持自己的"真理"。1977 年在阜阳出土的西汉占盘，其上的数字排列与洛书一致，这是易有图的有力证据。孔子在《周易·系辞》上传中早已指出："河出图，洛出书，圣人则之。"

在人类文化发展史上，图的出现早于文字。世界各地均发现过史前壁画，这些壁画反映了当时人们的生活。当时的人们还不能用文字来描写自己的生活，同样，古代人对事物哲理的看法也会用图来表示。而这些哲理要用文字表示出来，必须在文字表述达到相当水平时才能做到。因此，古人的哲理用图表示是合情合理的。由于哲理图不像生活图那样直观，今人不能理解，往往被冠之以神秘图的名称。

前面提到的在秘鲁南部纳斯卡荒漠中的图案，其中就有一个图案与耿易中的太极演化图完全一致。三千年前在美洲制作了这个图案，三千年前在中国也创作出这样的图案并流传下对图案的解释是完全可能的，而且两者之间可能还有直接的关系。

因此我们认为，尽管近世耿易是以诀绘图，而古代当是先有图，再以诀描述和解释图。在漫长的历史年代中，则是靠传诀而使图传承下来。

（六）耿易的作用

在古耿国存在的时代，古耿易在这个诸侯国中有重要的地位。古耿国是殷商的一个诸侯国，古耿易直接源自归藏易。因此，当时的古耿易是这个诸侯国起主导作用的哲学思想，它影响到这个诸侯国的政治、经济和文化的各个方面。

自从古耿国灭亡之后，耿易作为乾坤掌养生功法的功理而随着功法流传下来。如上所述要真正掌握一种功法，仅仅靠模仿功法的动作是不行的。即便是掌握了功法的动作要领，模仿得惟妙惟肖，也不可能达到出神入化的地步。因此，今耿易的主要作用就是帮助练习乾坤掌养生功法的人掌握功理，提高练功水平，达到健康长寿的目的。

我国的传统医学、药学、保健学和环境学都离不开关于气的讨论。气是不是存在，现代物理、化学方法还不能确定。气的属性，也不能按现代科学中的物理性质和化学性质来衡量，并用物理仪器和化学分析的方法来测量。气的存在目前只能靠体验，气的属性只能靠阴阳、八卦、五行来区分，气的作用与调理只能依据易理来解释，来指导。所以各种传统气功，均有其相应的易理作为功理。耿易是乾坤掌养生功法的功理，这种功理是否正确，只能通过它指导练功有无良好的效果来检验。

除了指导练功之外，耿易可能为研究我国古代的文化和民俗提供一些参考资料。

乾坤掌养生功法的
起源和流传

前面介绍了乾坤掌养生功的功法内容和功理，下面简要地介绍一下乾坤掌养生功的起源和流传。要想全面地掌握一种功法，除了掌握功法要领和功理外，了解功法的起源和流传也是不可缺少的。知道了功法的起源和流传过程有两方面的作用。首先，熟悉本功法的创始人和在发展本功法的过程中起了重要作用的先圣和先贤，在自己日常的练功过程中可以追忆这些先圣和先贤，使自己学到的本功法的内容，有如先圣和先贤亲授，这就大大地增进了练功的效果。其次在与气功界的朋友切磋功法的过程中，掌握了本功法的起源和流传过程，有助于发现和确认属于同一体系的功法，达到互相补充的目的，使得本功法更加充实完善。由此可见，不论为了个人提高练功的效果，还是为了整理和发展本功法体系，都需要知道一些功法起源和流传过程中的故事。

一、关于古耿国

乾坤掌养生功法，除了它的一些个别分支在流传过程中已发展成其他独立门派的功法外，它的基本功法体系过去主要在耿氏家族中流传，而它的功理和重要功法只在家族内的少数人中秘传。

我国汉族人的姓氏有相当一部分来自古代诸侯国的国名，这些姓氏的家族与古老的诸侯国有一定的渊源。在夏、商、周三代，诸侯国林立。到了春秋时代，诸侯国开始兼并，被兼并的诸侯国消亡之后，原有的国名往往成为地名和故国遗民的姓氏被保存下来。

耿姓在我国是一个小姓，在我国人口总数中所占的比例虽然没有确切的统计，但一定是很低的。耿氏家族大部分居住在我国北方，现今主要分布在山西、陕西、甘肃、宁夏、新疆、内蒙古、辽宁、山东、河南、河北、北京和天津等地。其中尤其以山西省的耿姓人数最多，根据山西省的耿氏家族中所传，这个姓氏来源于春秋时代尚存的耿国。古耿国的地址在今山西省河津县一带，而耿国的建立远在商代，是商王朝的一支。

这些传说有没有根据呢？清朝咸丰年间还有族人徒步贯穿山西省全省，整理省内族人的族谱，近世已见不到有关族谱的资料。史书上关于古耿国的记载很少，但为耿氏寻根提供了重要的、比较可靠的依据。

《史记·晋世家》中有这样一段记载：

> 十六年，晋献公作二军。公将上军，太子申生将下军，赵夙御戎，毕万为右、伐灭霍、灭魏、灭耿。还，为太子城曲沃、赐赵夙耿，赐毕万魏，以为大夫。

这一段记载表明，晋献公十六年、即公元前661年，霍国、魏国和耿国这三个小国为晋国这个大国兼并。关于这三个小国的详情，《史记》的作者、汉代的司马迁没有作进一步的记载。根据《史记集解》、《史记索隐》等资料考证，这三个小国在今山西省的西南部。这一结论应该是正确的，因为司马迁虽没有指出这三个小国的地址，但应离曲沃不远，所以古耿国的地址在今山西省河津县一带的传说是有根据的。

确定了古耿国在今山西省河津县，古耿国一直存在到春秋时代晋献公十六年（前661年），那么古耿国是什么时候、由谁建立的呢？这个问题司马迁在史记中没有直接说明。宋朝人裴骃在《史记集解》中认为："三国皆姬姓。"依照这个观点，上述三个小国和相邻的晋国一样，都是周王朝的宗室，建国时期也应在西周初期分封诸侯的时代。然而，耿氏家族中有着古耿国建于商代的传说，与裴骃的观点不一致。

我们再看《史记·殷本纪》，其中有以下几段记载：

"成汤，自契至汤八迁。汤始居亳，从先王居，作帝诰。"
"帝中丁迁于隞。河亶甲居相。祖乙迁于邢。"
"帝盘庚之时，殷已都河北。盘庚渡河南，复居成汤之故居，
乃五迁，无定处。"
"帝庚丁崩，子帝武乙立。殷复去亳，徙河北。"

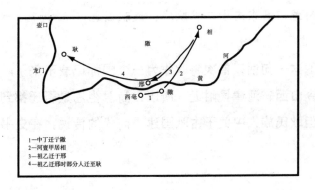

图 22

其他的一些历史资料也有商代多次迁都的记载，其中《竹书纪年》中还有"南庚迁于奄"的记载。多数资料表明，殷商是一个经常迁都的王朝，图22是根据部分史料所画的商代三次迁都的示意图。我们所关心的是继河亶甲之后成为商代第十四代国君的祖乙。祖乙迁邢，邢在这里的发音为 gěng，与耿同音。关于邢的所在地有两种不同的说法，一说是在今河南省温县附近，一说是在今山西省河津县附近。如果第一种说法正确，那么邢在今温县而耿在今河津县，邢和耿是两个地方。如果第二种说法正

确，那么邢就是耿，是一个地方，在今河津县。综观商朝自商汤定都西亳之后四百多年间来回迁都，大都在今河南省洛阳市和安阳市之间黄河南北来回迁徙，祖乙向西北方向远徙到今山西省河津县的可能性不大。如果祖乙真迁到了河津，又是哪位帝王迁回今河南境内，史书从未记载。

《尚书·商书·祖乙》有这样的记载：

祖乙圮于耿，作《祖乙》。

意思是祖乙因相地被河水冲毁，把国都迁到耿，作了《祖乙》记载这件事。可惜《祖乙》的正文没有留传下来，只传下了上述作为《祖乙》序言的一句话。关于耿的地点，《括地志》中说：

绛州龙门县东南十二里耿城，故耿国也。

尚书中的这一句话，首次将耿作为一个国都记载下来了。多数资料均说明，耿在今山西省河津县附近。所以，商君祖乙是否迁都到耿，尚需进一步研究，但耿氏族人中关于古耿国建于商代的传说，在史书上还是有一些踪迹的。

二、乾坤掌养生功法的起源

乾坤掌养生功法是在耿氏家族中流传下来的一种养生功法。耿氏源自古耿国，古耿国建于商代，这一功法的本源来自商代的归藏易和巫术。

归藏易起源于商代，是殷人对天、地、人之间的关系及发展变化的总看法。其特点是认为事物的发展由坤卦开始，而事物要保持其存在和进一步发展，必须复归于坤。归藏于坤卦之中才能避免灭亡并求得生存，才能待机发展。巫术是在商代盛行的一种原始的宗教，有其独特的形式，巫术在殷商的政治、文化等方面有重要的影响。殷商的养生功法，贯穿着归藏易的哲理，采用了巫术的形式。

一提到巫术，人们往往想到巫婆、神汉跳神的动作，他们的动作往往猛烈粗犷。再看看乾坤掌养生功法的动作，大多平和安详，似乎与巫术没有共同之处。认为巫术就是巫婆、神汉的跳神，是对古巫术的误解。古巫术除去其宗教含意外，本身也是养生、健身的功法。在这种功法中，既有安详的内功修炼法，又有健猛的外功修炼法。乾坤掌养生功法源自商代巫术，主要是指它从巫术的内功修炼法演变而来。况且，我们说它源自巫术，只是指出它的来源，它本身已不是巫术。我国的许多门派的气功功法均源自商代的巫术，经近三千年的演变，形成了不同的功法。

如上所述，祖丙为了避免内部纷争迁到耿。建立耿国之后，因为他们来自殷商，所以耿国保留了许多殷商的影响。首先，祖丙是精通归藏易理的人，他将这一易理应用于耿国的各个方面。然而祖丙对巫、卜的兴趣不大，他的离商出走，又是受巫觋挑拨的结果。同时，随祖丙迁耿的人中间没有巫觋，因此，耿国成为无巫觋的殷商诸侯国。正因为如此，源自商代归藏易和巫术的乾坤掌养生功法，其易理始终贯穿于功法之中，其功法动作发生了根本的变化，以至至今人们很难想到它会源于商代的巫术。

古耿国的地理环境，比商都亳、隞、相、邢等地闭塞，气候比这些地方寒冷。古耿国一带原是前朝夏朝的地域，民风古朴。祖丙等迁耿殷人不好争斗，性格保守。他们在耿地发展起一种叫做藏掌功的功法，在古耿国流行。藏掌功是乾坤掌养生功法的前身，随着功法的不断完善，由藏掌功逐步发展成乾坤掌养生功法。

相传耿国最后一位国君叫太乙，是一位学识渊博的人。晋献公兼并了霍、魏、耿三国后，请太乙到晋国去做官。太乙辞谢不往，隐居壶口潜心修炼，将乾坤掌养生功法及其功理系统化。由于太乙所做的工作，使得这一古老的功法得以保存下来。

由此我们看到，在商代祖乙迁邢的过程中，祖丙迁到耿，建立了古耿国，在归藏易的基础上发展起古耿易，在巫术的基础上发展起乾坤掌养生功法。公元前661年，古耿国灭亡，耿作为一个家族的姓氏被保留下来，耿易和乾坤掌养生功法在这个家族中逐代流传并不断地演变，直到近世。

三、乾坤掌养生功法的流传

乾坤掌养生功法自太乙之后至今，已有两千六百多年的历史。在这两千六百多年中，关于功法的流传有不少传说，功法的流传在地域上的扩展与耿氏族人的迁移密切相关。本节中介绍几个功法流传过程中的重要事件。

战国时代是我国文化发展很快的历史时期，这个时期族人仍集中居住在河津一带。河津一带当时相对中原来说是一个偏僻落后的地区，当时族人中有一个人名叫庚申，他为了学习中原一带的进步文化曾到中原游历。到了许多诸侯国，也到了周天子的王都。庚申广泛地了解各家的学说，特别是在老子那里学了老子的道家思想。庚申回到河津之后，也在壶口修炼，并传授功法和功理，人们称他为庚申子，或耿圣子。

在前面讲乾坤掌养生功法的功理时，提到耿易中道家思想与五行说来源的问题。主张这两种思想是后来被吸收进入耿易的观点，认为是战国时代由庚申完成的。主张这两种思想均源于归藏易的观点，则认为庚申游历中原，进行了交流，使原有的易理更能符合当时的社会情况。这两种观点现在难以确定谁是谁非，但庚申无疑对整理、发展和传播乾坤掌养生功法和耿易做出了重要的贡献。

庚申的另一贡献是开创了耿氏及功法的关西支系。庚申在壶口修炼并传授功法十多年，然后带领一批族人去探望老子。此时老子已西出函谷关，庚申等人为了追寻老子西行到了现今陕西省的境内，在华山脚下庚申望见山上有五色祥云，认为老子可能在华山上，于是登山寻找。在山上发现一个草庵，五色祥云原来是由此草庵出来的。庚申等人在此住下，每天在草庵中修炼。由于原有功法的基础，又受草庵祥云和华山灵气所感，庚申等人练出了许多种的特异功能。掌握了特异功能之后，通过感应，庚申了解到老子早已西出函谷关，已到了流沙以西，老子途中曾在华山草庵住过。自己一不能过流沙去寻老子，二不能在华山草庵久住，三不能回故乡耿地，于是庚申等人下山西行，到了扶风一带定居下来，从而开创了关西支系。在这个支系中后来出现了不少具有特异功能的人，其源在于庚申等先辈的华山草庵修炼。到了汉代扶风出了耿恭、耿潢等名将，均系庚申之后。

东汉末年，朝廷腐败，宦官专权。由于天灾人祸，民不聊生，终于导致黄巾起义，地方势力也纷纷拥兵割据。当时聚居在河津一带的族人中有个领头人叫耿焰，耿焰为了保护族人的安全集合了一些人马，筑坞自卫。出于号召乡民的需要，他将三位先人神化，尊祖丙为始祖，尊太乙为真人，尊庚申为圣人，总称三圣。耿焰发展了乾坤掌武术功法，当时族人以农牧为业，农闲的时候耿焰教大家练习功法和武术，参加的人不限于耿氏族人。

相传蒲州人关羽是耿焰的朋友，关羽是夏朝忠臣关龙逢的后代。关龙逢复姓关龙（读作 Huanlong），名逢。夏桀无道，身为夏朝大夫的关龙逢谏桀于瑶台，为桀杀害。他的后人隐居夏都西南黄河边的蒲州，改姓关（Huan），后来读音转化为 Guan。关羽年轻时到龙门、壶口瀑布观光，在壶口遇见正在练功的耿焰，于是成了至交。关羽曾到耿焰的坞中切磋兵法、武术。关羽有志做一番轰轰烈烈的事业，于是离开山西到河北一带。

乾坤掌养生功法的功理与老子《道德经》相通。东汉末年黄巾起义军以道教为号召，其教义也和《道德经》相通。因此，黄巾领袖张角对耿焰十分赞赏，派人拉耿焰加入黄巾军，并封耿焰为雷公将军。耿焰聚众习武，并不是从个人野心出发，仅仅为了族人在乱世自卫。他的属下从不参加外面的军事行动，只在故乡守土，所以耿焰并不想当什么将军。况且雷公将军，据耿易易理并不吉祥，所以耿焰没有接受黄巾的封号，但对黄巾派来的人以礼相待。后来黄巾军失败，河津一带的地方官欲谋耿焰族人的财产，向朝廷诬告耿焰是黄巾余党，朝廷派人捉拿耿焰。幸亏有人通风报信，耿焰将家产散给附近百姓，率领族人离开河津北迁。行至洪洞，遇到一户秦末迁到洪洞的族人，耿焰将随行的一部分行动困难的人留在洪洞，继续率族人北上，最后到达雁门关、五台山一带。族人分居五台山四周，耿焰住在山北。通过此次北迁，使得耿氏族人散居山西全省，族中掌握祖传功法、功理和族史的人则由晋南移到晋北。

魏晋两朝晋北是偏僻地区，远离国家政治活动中心，耿氏族人在这里以农牧为生。这里自然条件很差，在恶劣的环境中族人以传统的功法进行自我保健。四世纪末到六世纪中，北魏在大同一带建都，使这一偏僻地区一下变成繁荣地带。北魏时代盛兴佛教，为了建造云冈石窟征集了不少工匠到工地工作。耿氏族人中的许多人参加了这一工程，其中出了不少能工巧匠。在凿刻佛像的过程中，耿氏族人把一些乾坤掌养生功法的功态反映到佛像的姿态中。我们今天到云冈参观，仍可从佛像姿态中看到不少乾坤掌养生功法的功态。后来耿氏族人又与云冈石窟的僧众，以佛像表现的功态开创了另一种功法——云冈功。云冈功从功法系统上说应属于佛家的功法，而乾坤掌养生功法属我国传统的归藏易系统的功法。两种功法不属一个体系但许多功态却十分相似，其原因就在于此。在相当长的历史时期，族人两种功法并练。云冈功明传而乾坤掌功秘传，云冈功因有佛像将功态公开表示出来，因而流传面比乾坤掌养生功法广。

宋辽时代晋北是重要的战场。由于战乱耿氏族人进一步流散，使这一姓氏逐渐分散到华北各地。居住在陕西的族人也因历代的战乱而分散到西北各地，但这个姓氏中的多数人仍居住在山西省境内。

随着族人的迁移，乾坤掌养生功法各个部分分别在各地族人中流传，包括功理在内的功法总体仍只限于在少数人中口授相传。为向后辈传法，有时将太极演化图绘出，让后辈记住，但随即焚化。天地五行图则每年腊月八日在河滩上用冰块垒成一次，五行符号也常绘在墙上作为吉祥物，但其含意和口诀秘不外传。

相传清初康熙初年（壬寅年，1662年），族人中的领头人叫耿梦麟，居住在五台山北麓。耿梦麟将太极演化图绘出，向后辈讲解易理。有一天清军骤来，来不及焚烧，太极演化图为清军所得，交给了康熙皇帝，族人称此事为壬寅之变。族人为讨回原图，入京向宫中打探。传说康熙皇帝看后认为没有价值，命令烧毁。有一个外国人看了很感兴趣，把图要走带到国外。有人向康熙推荐耿梦麟善长功法，康熙命耿梦麟传授。耿梦麟不得已传授合掌功，名曰合掌拜佛功，称此功法源于云冈佛像，传自佛家，于是康熙年间一度流传过合掌拜佛功。耿梦麟因丢失太极演化图，心中不悦，又困扰于不断前来学功学易的达官贵人，于是率领族人西迁。途中耿梦麟病故，儿子耿德迁到晋北右玉县境内避难。

民国初年阎锡山先生任山西督军，曾提倡国术，山西农村经常举行武术表演。当时有人曾表演过乾坤掌的拳术和剑术，现在山西农村是否还有人会这些武功就不大清楚了。

最近几十年随着经济、文化的发展，族人中出了不少科学工作者、工程师和医生。传统的保健方法及其功理中的易理被看作落后的东西渐渐被人遗忘，被来自西方的科学方法所取代。考虑到这些古老的东西或许能有些参考价值，特将目前尚能追忆起的东西记录下来。

乾坤掌养生功法
问答

前面的内容，会对乾坤掌养生功法有一个初步的、比较全面的了解，有兴趣练习这种功法的读者可以照书中所讲的办法练习。然而，一开始练习，就会遇到一些问题。对于有基础的读者，部分问题可以自己找出答案，对一般读者则需要进行答疑和辅导。不同的读者可能会有不同的问题，过去学练本功法的人提出过一些问题。下面将具有普遍性的问题列出并给予解答，以期对读者练习本功法有所帮助。

一、基本方法问答

1. 合掌功双掌相合时要不要用力？

练习合掌功双掌相合，既有用力的场合，又有不用力的场合，在用力的场合中又有用力大和用力小之分。

在长时间练合掌功的场合，其中大部分时间双掌轻轻相合，不要用力。在练乾坤掌养生功法的其他功法，以合掌功作为起式和收式的场合也不要用力。当以合掌功作为起式时，如果稍稍用一点力，可为下一步练功做好准备。但在以合掌功作为收式时，绝对不要用力。因为当练完一种功法，进入合掌功的功态，练功者的意念要进入无为的状态。如果用力就会破坏这种状态，影响功效，收式应保持虚静功态。

在练合掌功十五式和在合掌功中应用压法形成平心的场合，双掌之间均要用力，当练习结束前双掌之间的压力要松弛下来。

2. 什么场合下练合掌功十五式？能不能不练十五式？

在把合掌功作为一个独立完整的功法练习时，通常在练功过程中加入十五式或十五式中的一些动作，使练功处于有力、有为的状态，然后再转入无力、无为的状态。

在把合掌功作为乾坤掌养生功法中的其他功法的起式和收式的场合，一般在练功过程中就不加练十五式了。

3. 在感掌功中"两掌振荡应脉搏"的含意是什么？如何做到？

"两掌振荡应脉搏"指的是在练感掌功的过程中，当两掌对掌，感觉到两掌之间有气感后开始振掌，振掌的动作必须和练功者本人的心动、脉搏保持一致。这样，当形成意念心之后，意念心的跳动才能和实心保持一致。

久练乾坤掌养生功法的人，十指的指尖脉搏感觉很明显，在振掌时只要留心指尖，很容易做到振掌与脉搏相应。初学感掌功的人，在两掌相对感觉到气感之后，先不要振掌，体会双掌在脉搏促动下的自然振动。当明显地体会到双掌的自然振动后，再顺应双掌的自然振动进行振掌，逐渐加大振幅。

4. 乾坤掌养生功法如何调息？

调息是任何一种气功功法中都要进行的功法动作，练功中采用正式腹呼吸和逆式腹呼吸两种腹呼吸方式。正式腹呼吸是吸气时鼓腹，呼气时收腹；逆式腹呼吸是吸气时收腹，呼气时鼓腹。呼吸的快慢，通常以心动次数计。正常呼吸以四动一呼吸。练功时可以六动一呼吸，八动一呼吸，十动一呼吸，等等。若以吸计（呼与吸等时），则为三动、四动、五动等。一般说来，如以保健为目的，多用正式腹呼吸，吸气快慢按四动、六动等偶数进行。如以开发功能为目的，多用逆式腹呼吸，吸气快慢按三动、五动等奇数进行。在进入虚静功态时，一般用正式腹呼吸、不计呼吸时心动次数之奇偶，以深、沉、细、长为宜。

5. 怎样才能便于行气?

练习乾坤掌养生功法，要促使气在经络闭环中运行。因此，练功时室内空气要新鲜，练功人衣着要松宽，人体的经络所经过的部位不要受压迫，受约束。在不可能完全做到经络不受压迫的情况下，可采用变化练功方式的办法使受压部位有时能处在不受压状态，如交替采用立式、坐式和卧式练功法。经络完全不受压的情况只有在仰泳漂浮功中才能出现，但通常练仰泳漂浮功的机会不多，而且仰泳漂浮功难度大，许多人学不会。只能多学几种功法，通过变换方式练功，达到周身经络行气畅通的效果。

6. 什么是血动带气动，气动促血动?

先看一下心脏的功能。大家都知道，心脏使血液在全身循环流动，心脏是血液循环系统的动力源，这可以通过解剖学看到。人体内还有看不到的经络系统，无形的气在经络系统中运行。无形的气的运行，靠肺与心作为动力源。肺脏的呼吸，心脏的跳动都能促使无形的气在经络中的运行。其中心脏跳动促使无形的气在经络中的运行，叫做血动带动气动。

行气通畅，全身处于生机活跃状态，血的运行也通畅。反之行气不畅，血的运行也会在一定程度上受阻。通过气功修炼，使人行气一直保持畅通，血液的运行从而达到畅通。这种行气对血液循环的反作用，叫做气动促进血动。

7. 意念心如何能使心脏稍得休息?

通常无形的气在经络系统中运行，自身没有动力源，要依靠心、肺的脉动来促使无形的气在经络中运行。因此。心脏负起了促血运行和促气运行两项工作。乾坤掌养生功法的感掌功形成的意念心，使经络系统中的行气有了自己的动力源，这就直接减轻了心脏的负担。意念心使得经络中的行气更加通畅，气动促血动，这又间接减轻了心脏的负担。因此，在练习乾坤掌养生功法形成意念心的时候，人的心脏得到了休息的机会。

8. 足掌感掌功不好练，能不能不练？

这个问题不好回答，如果从全面掌握功法的目的来讲，足掌感掌功不能不练。非但不能不练，还必须配合手掌感掌功一起练。这种手足掌感功配合起来练又比单独练足掌感掌功更难，但不配合练，就无法达到"三心二意"的功态，实现三才的和谐统一。所以手足掌感掌功不能配合练，甚至完全不练足掌感掌功，练功的效果会受到很大的影响。

此外，为了下一步练习混元一气功，也必须先有足掌感掌功作为基础。如果知难而退，放弃足掌感掌功的练习，就不可能进一步学习混元一气功了。

当然，有时因环境不适合，不允许脱鞋练习足掌感掌功，只做手掌感掌功练习，也有一定的功效。但在家中，早晚最好能进行手足掌感掌功的练习。

9. 能否同时练习其他门派的气功？

乾坤掌养生功法对这个问题的回答是肯定的。练习本功法不但可以同时练其他门派的功法，还可以把本功法中的方法融于其他门派的功法系统中练，或把其他门派功法的方法融于本功法系统中练。本功法有广阔的兼容性，它摒弃一切门户之见。

本功法认为，万法同宗。从狭义方面来讲，我国的多种功法其根源均出自古巫术，后来因发展道路不同演化出不同的气功门派。如果后人有人同时练两种同源功法，正好体现了合而分、分而合的过程。从广义方面来讲，某些功法，特别是外来的功法另有其源，但这些功法与我国上古时代的功法也有共同之处。况且功法高手，最后将完成从有功法到无功法的转变，达到万法皆无的境界。一切功法都没有了，还有什么功法的门户之见。

举例来说，我们想动功、静功一起练，于是一边练气功的内功，一边练拳术，两者可以互相促进。我们也可以一边练气功的内功，一边练习西方传来的体育项目，两者显然不属于一种思想体系，但也能相辅相成。

乾坤掌养生功法在历史上就与云冈功互为表里。云冈功以佛家功法形式出现，乾坤掌养生功法则依据耿易。由此可见，乾坤掌养生功法适用于持不同信仰的人练功，其目的在于健身。

10. 练习乾坤掌养生功法一天要练习多长的时间？

练习乾坤掌养生功法，每天所用时间的多少因人而异。工作比较忙的人如果以乾坤掌养生功法作为调理身体状况的手段，每天用十分钟到半小时练功就会有效果。如果每天一次十分钟，或两次共半小时练功，只要能坚持，一个月下来就会感到精力比过去充沛，睡眠，饮食都比未练功时好。所以每天练功不在时间多，而贵在坚持。

如果要想比较全面地掌握本功法，特别是掌握难度较大的功法，在开始学习的阶段每天所用的时间要多一些。如果每天分两次练习，总计时间大约四十分钟到一小时。等到学会了这些功法之后，每天练功的时间就可以适当地减少。

11. 如果练功以练感掌功为主，感掌功前后的合掌功要练多长的时间？

合掌功作为感掌功和其他功法的起式和收式，练习的时间不长，总计约三五分钟时间，或占整个练功时间的十分之一。其中起式合掌功时间短，一般为半分钟到一分钟。功法熟练的人在做起式合掌功的过程中，配合擦掌法两三下，在十秒左右时间就可以完成起式合掌功。收式合掌功练功者处于虚静功态，时间长短不拘。通常比起式合掌功练功的时间长一些。有些人时间比较充裕。练习完感掌功后在收式合掌功的虚静功态下多待一段时间，是一种很好的放松休息。

12. 练习乾坤掌养生功法会不会出偏差？

乾坤掌养生功法的行气特点是气在十四个经络闭环内运行，形成群龙无首的状态。因此这种功法行气平和，不会引起某些气功功法中的气功偏差，是一种安全的气功养生功法。功法中以静功为主，静功功法消耗体力不大，不会使练功者感到劳累。

在练习乾坤掌养生功法时有以下几点应当注意：（1）练习感掌功时，一定要尽量做到"两掌振荡应脉搏"。本着这个目标，即使振掌与应脉有所差距，也不会有不良反应。如果完全不应脉动作大振幅快速振掌，身体不好的人会引起心慌以致呕吐。这不能算是功法的偏差，而是练功者自己和自己过不去。（2）乾坤掌养生功法中有一些动功，如击掌功和抖掌功，练这些动功要量力而行，过量则会使人过劳。体育运动也一样，体质很差的人去赛跑，跑完后人会感到不适。为此不能说跑步这项运动会出偏差，只能说跑步的长短、快慢要量力而行。（3）练习仰泳功要注意游泳安全事项。只要注意按功法要领做，量力而行、注意安全，就不会出现练功偏差。

13. 合掌功和感掌功选择哪个为练功重点好？

许多练习乾坤掌养生功法的人，按着合掌功—感掌功—合掌功这种三段式练功。这种安排是合理的，符合归藏易的易理。练功者常常产生一个问题，就是这三段功法在时间上如何分配？合掌功和感掌功以哪个为重点？

选择重点完全是人为的，感掌功和合掌功各自的作用不同。感掌功在促进经络行气方面效果好一些，合掌功在使身心处于无为的自然状态方面更接近一些。在上述三段式练功中，如果前后两段合掌功时间长，中间感掌功时间短，则此功是一种变相的合掌功，即用一小段感掌功代替合掌功十五式。如果在三段式练功中，中间感掌功时间长，那么就是典型的感掌功，前后两段合掌功是感掌功的起式和收式。上述三段式练功中还有一种介于以上两种方式之间的安排，即短（合掌功）—长（感掌功）—长（合掌功）的安排。这种安排兼顾了合掌功和感掌功的作用，也是初学者常用的方式。

14. 练击掌功能否增强掌的搏击力量？能否以击掌功作为练功重点？

第一章中提到，练击掌功可为增强双掌搏击力量打基础。本书中的乾坤掌养生功法是养生功法，其目的仅在于增强体质。本功法不是体育或国术方法，如何练习搏击力量不是本功法的内容。本功法四功中击掌功不能作为平时练功的重点，只能在合掌功和感掌功中穿插练习。

15. 抖掌功能不能排除病气？能否以抖掌功作为练功重点？

抖常功有排除侵入经络病气的作用。但乾坤掌养生功法是以养气为主的功法，所以抖掌功只能作为辅助功法使用，不能把抖掌功作为练功的重点，六十年代甩手疗法的教训不应忘记。

16. 能否单练八法中的一种或几种？

八法中的每一种方法都可以作为一种单项的手足掌操来做，每天坚持做这些手足掌操对身体有好处。但八法只是法，不是功。所以单独做，除活动手足掌外，对全身行气的作用不大。因此仅仅做些手足掌操，不能算练乾坤掌养生功法，八法只有融合在功中才能发挥作用。

17. 能不能用抓法给人抓病？

抓法有排除体内病气和邪气的作用，在一些门派的气功中抓法用得很普遍。乾坤掌养生功法以养生为主，不以治病为直接目的，故慎用抓法。在基本功法和功法分支中有许多功法既能养气，又能排宣病气，应把这些功法作为练功重点，不要学了抓法就轻易去给人抓病。

18. 手足掌功练功时能否足掌不动？

手足掌功练功时如果足掌不动，也会有一定的功效。但要真正做好手足掌功，还是要手足掌一齐动作。特别是为了进一步练习混元一气功，就必需练会足掌的动作，打好基础。

19. 四象感掌功如果选择其中一式作为练功重点，是否还要遵守归藏序？

四象感掌功如果选择其中一式作为练功重点，仍应遵守归藏序，按归藏序次序走。在非重点功式下练功时间短，大约十秒左右即可。到了重点功式，练功时间加长，大约五分钟至十五分钟。而且振掌距离可由近及远、由远及近的变化，并可穿插以压法、擦法等功法。

20. 混元一气功的功法名称如何解释？

混元一气功功法内容过去一直秘传，而功法名称流传较广。一些小说家觉得这个名称有神秘色彩，所以常把这种功法写入小说。小说又不教功法，当然无法对功法名称作出解释。混元一气功由两个概念组成，一个概念是混元，一个概念是一气。混元的概念包括：（1）混合来自全身经络之气；（2）混合来自全身腑脏之气；（3）混合来自天、地、人三才之气；（4）混合来自四象之气。一气的概念指的是一个气心，来自不同元之元气，在一个气心中混合、交换、修炼，然后再各归其元。这就是混元一气功功法名称的含意。

21. 混元一气功气心的大小如何掌握？

混元一气功的气心可大可小，小者如丸球，大者包宇宙。一般先从小练起，随着功力的增加逐步加大气心，气心的大小当以能放能收为度。如果放开收不住，就不能达到预期的功效。混元一气功学会并不难，练好不容易，需要逐步修炼。

22. 混元一气功的目的在于养气还是在于排宣病气？

混元一气功的目的在于养气。当然，在练功过程中一方面可以吸收自然界的真气，一方面可以排除体内的病气和邪气，但混元一气功是养气的功法。如果练功者病气较重，不宜练此功法，应先使体内病气排除，再练此功法。混元一气功是有一定基础之后进一步修炼的功法，病气深重的人一学功就先学此功法效果不好。

23. 混元一气功练功时能不能不经过上、下心和左、右心的相互转化，一次达到一个气心？

完全可以。事实上久练本功法的人在日常练功时大都是一步达到一个气心的功态，但对于初学者一步达不到混元一气功的功态，则仍需经过上、下心和左、右心相互转化而达到混元一气功的功态。

24. 混元一气功一次应练多久？如何收功？

混元一气功练功时间可长可短。初学本功法的人每次练功约十分钟到半小时为宜，练功过程中，气心可由小到大、由大到小地变化，气心还可以做不同方向的旋转运动。练功结束时，可先将气心化小，再使气心分成上、下二气心，进入感掌功的功态，再转入合掌功的功态，然后收功。

功法熟练的人可以从混元一气功态转入多种功态，经由不同的功态途径回到合掌功态收功。

25. 练混元一气功能否有助于武功的提高？

混元一气功是一种养生的气功功法，它本身既不是武术功法，也不是武术的基础功法，它仅仅是保健功法。通过练功，身体好了，底气足了，从事各种工作、技艺、和技巧的学习、练习当然会有所帮助。

二、扩展与分支问答

26. 二人对练，感掌距离最大有多少？能否做超长距离感应？

二人对练能保持气感的最大感掌距离因人而异，有很大的差别。一般人初学功法进行二人对练，感掌距离最大时为十至二十米，功力强的人可达数百米以至数千米。有些人初学即表现出超长距离的感应本领，而且他的气感还具有穿透障碍和绕过障碍的感应能力，这属于一种特异功能。一般以保健为目的，不要追求长距离感应。在距离过长，练功者彼此已经感应不到气感的情况下长时间作振掌，会耗散自身的气，无益于健康。

27. 二人四只手掌进行四掌共感式，其状类似于混元一气功，能否代替混元一气功？

二人四只手掌共感练功，仍属二人对练的一种形式。其状类似于混元一气功，但其功理不同于混一气功，因此不能代替混元一气功。二人四只手掌共感，足六经和与之相关脏腑中的气没有参与气心中气的混合交换，其用意在于二人之间的气的交流。混元一气功的用意在于混合、调整、修炼个人体内的一切元气，两种功法作用不同，不能互相取代。

28. 多人共练的功效是否比个人练功大？

多人共练、许多人同时进入功态，彼此之间进行气的交流，总的说来会有好的影响。特别是功力较差的人，在功力强的领功人带领下练功，会弥补自己功法不熟的缺点。然而多人共练会影响练功人的主动性，也不可能根据每个练功人的实际需要安排练功时间、方法和步骤。因此，不能简单地认为多人共练的功效比个人练功大。本功法强调练功以个人练为主，多人共练只作为辅助的练功方式。

29. 压掌按摩和感掌按摩哪个效果大？

压掌按摩和感掌按摩同属掌体感应，有相同的功效。至于哪种方法功效大，不能一概而论。一般地说，压掌按摩适用于病痛部位较浅的场合，感掌按摩适用于病痛部位较深的场合。然而在实际应用中发现，对某些人压掌按摩效果大，而对另一些人感掌按摩效果大，所以在实际应用中常常是两种掌体感应方式交替使用，然后再择其效果较好的一种方式作为应用的主要方式。

30. 六脉感应是否一定有效？

六脉感应是乾坤掌养生功法中的一种以气功调理腑脏的方法，是本功法的一个分支功法。其产生的年代及创始人已不清楚，它失传的时代大约在清末。在这种功法失传近一个世纪后的今天，虽然又有人开始试用，但没有足够的资料说明其效果，因此不能说它是否有效。

31. 在现今的条件下持物练功购买什么样的物品为好？

乾坤掌养生功法的基本功法，多为徒手功法，在它的分支功法中有持物练功的功法。持物练功所持的物品不一定要去购买价格昂贵的东西，在选择练功物品时，尽可能选择自然界出产的材料制成的物品，避免使用化工产品。

32. 掌心向火能不能治疗因受寒引起的疾病？

古代人们生活条件差，冬季严寒是重要的致病原因，所以冬天人们常常围炉烤火。掌心向火不仅能使掌部受暖，而且使侵入经络中的寒气在掌心向火时由掌上的穴位排出。现今人们冬季室内取暖条件较好，人体并未受寒，如果还对炉烤火，有时会因受热而上火。在现今生活条件下，冬季练功多用热水杯、热水袋等作为热源，或用热水洗手足。热水洗手足，既能驱寒，又能去火，是比较理想的保健方法。

33. 经常洗澡会不会伤气?

经常练习功法的人，能控制气的运行。在洗澡时，能使体内邪气排出而不伤元气。没有功法基础的人不能控制气的运行，洗澡时，既排除了体内邪气，又在一定程度上伤及元气。因此，有人感觉经常洗澡伤气，因而不敢常洗澡。不常洗澡，从而少伤元气，这不是解决问题的好方法。最好的办法还是加强功力，增加控制行气的本领。功夫深者，可以在沐浴中练功，当然不会因沐浴而伤气。

34. 金蟾望天功的要领是什么?

金蟾望天功的要领是虚、静、观、感四个字。金蟾望天功是水中的合掌功，合掌功意在无为，所以要达到虚、静的功态。但金蟾望天功与合掌功不同，人漂浮水面，在一定程度上说是处于险境，不能掉以轻心，需防灭顶之灾，所以需要"致虚极，守静笃。万物并作，吾以观其复"(老子，第十六章)。在虚极静笃的功态下，用眼和经络闭环观感各个方向的变化信息，为从无为而达到无不为准备条件。

35. 气贯长虹功的要领是什么?

气贯长虹功的要领就是易，也就是交换。人在气贯长虹功的功态下，在大宇宙中形成了一个包围着练功者的小宇宙。小宇宙中包含了大宇宙中的乾坤真气，而且排除了邪气，阴阳适中。人自身的经络，与小宇宙共同构成循环的闭环。这样，人体之气与小宇宙交换，小宇宙之气与大宇宙进行交换。最终，完成了人与大宇宙之间的气的交换，吸收了乾坤真气，排除了邪气和病气。

36. 气贯长虹功与混元一气功是否有某种相似之处? 二者能否互相代替?

混元一气功，特别是卧式练习混元一气功，气心在人体上部，使气心扩大，状如气贯长虹功的半球。这时，两种功从形态上看的确有相似之处。然而，两种功的功法和目的都不相同。混元一气功是自身练气的基本功法，练功时虽然与周围环境有气的交换，但不强调这种交换。混元一气功强调的是自身经络，腑脏元气的混合与修炼，气贯长虹功则立足于练功者与周围环境气的交换。虽然气贯长虹功也有自身炼气的作用，但强调的是与外界的交换。因此，练气贯长虹功，即使在陆上练，也对环境条件有很高的要求，而练混元一气功则对周围环境条件只有一般性的要求。由于气贯长虹功和混元一气功有这些方面的不同，所以二者不能互相代替。

乾坤掌养生功法高超的人在练功过程中可以进行两种功法的转换。例如在水面练气贯长虹功时，长虹化成的半球略收，转化成混元一气功。对外气的交换减弱，自身练气作用加强。过一段时间，气心略放，转化成气贯长虹功，自身练气作用减弱，对外气的交换加强。如此实现两种功法的转换，两种功法交替进行。还可以进行两种功法的包容，使两种功法同时进行。如在水面练气贯长虹功，长虹化为半球后，一边保持半球的稳定，一边在半球内又一步实现混元一气功的功态。此时，内为混元一气功，以自身练气为主；外为气贯长虹功，以气的交换为主，实现了两种功法的包容重叠。最外一层则是大宇宙。这种功法还有一个名称，叫做天地混元一气功。由于天地混元一气功由混元一气功和气贯长虹功两种功法包容而成，而这两种功法难度都大，所以练天地混元一气功不是一件容易的事。

37. 怎样才能做好大自然感应功法？

做好大自然感应有三个要素，就是时、地和功。因为是对大自然感应，就要选择环境好的地址。地面上不是任何地方的地气都完全一样，居家、游玩都希望有好的环境，对着大自然练功更是如此。有了好的地址，也不是任何时间、任何天气都适合练功，要选择乾坤二气既充沛，又适中，正气盛，邪气消的环境练功。有了好的环境为练功创造了客观的条件，大自然感应功能能不能有效还要看有没有好的功法以及对功法的掌握程度如何。只有这三个要素都具备了，才能把大自然感应功法做好。

38. 天空中有哪些区域不宜进行感应？

天空中有些区域适合练功感应，有些地区不适合练功感应，这是千百年来人们练功实践的总结。特别是有些区域，当人们对着这些区域感应时，自我感觉不好，于是人们把这些区域列为感应禁区。古人认为这些区域有邪气，究竟是什么邪气，古人没有阐明。根据现代天体物理学的知识，空中不同的天体有不同的宇宙辐射。有些没有可见天体的区域，宇宙辐射强度却很高。关于空中感应禁区的详细情况，如今已经失传。目前对星辰的感应，主要在二十八宿内选择进行，这方面的内容还有待于进一步挖掘。

39. 乾行地脉与堪舆学有什么关系？

"乾行地脉"是耿易中的一个重要概念，耿易是乾坤掌养生功法功理的主要部分。在乾坤掌养生功法大自然感应的选址方面，乾行地脉是重要的考虑对象。堪舆学是我国阴宅阳宅选址的一门学问，它考虑到地形、地物等多方面问题。这里面也有不同的派别，不同的派别考虑的重点不一样。耿易中的乾行地脉，也不仅仅作为练功选址的考虑因素。同样，在以耿易为基础的堪舆学中，阴宅阳宅的选择也要考虑乾行地脉这个因素，当然还要考虑别的因素。因此可以说，乾行地脉是堪舆学与大自然感应功法练功选址时考虑的因素之一。

40. 生物对练功有什么益处？

不论是在生物茂盛的环境中练功，还是对生物感应练功，都会有良好的气感。生物是自然界中有生命的物体。生物从天地间得到的乾坤真气，阴阳平衡，五行协调，所以生物能够生长。人从生物感应到的气，一般都是经过生物体调整过的乾坤真气。生物在一定环境中生长，生物的生长又改变环境，使环境更适于生物体的生长，包括人的生存，也使人练功环境得到改善。

41. 对生物体练功会不会感受到邪气？

对生物体练功有时也会感受到邪气，有两方面的原因。

（1）生物是有生命的物体，就有生、老、病、死的过程，就有新陈代谢、吐故纳新等生理活动。在不同时间、不同生长阶段会发出病气和邪气。（2）有些生物为了对付它的天敌，能发出独特的邪气使其他生物不敢接近，因此在生物环境中练功要避开枯、腐、毒等产生邪气的因素。通常生物环境中以正气为主，邪气占极少的分量。某些场合，由于腐败生物过多，其环境的气感很差，不宜在此处久留，当然更不宜练功。

42. 把橘子皮放在室内有没有好处？

橘子皮是一种药材，有理气的作用。吃橘子之前把橘、柑、橙等水果放在室内，能改善室内的练功环境，这在本书中讲果气养生法时已经讲过。吃完橘子后，不要把橘子皮立刻扔掉，把橘子皮放在室内使它慢慢干燥。在这个过程中橘子皮仍能发散果气，有利于养生。有人认为把橘子皮放在火炉上能防止煤气中毒，这是不正确的。如果室内有了一氧化碳，区区橘皮没有能力吸收或消除。冬季生炉取暖的要注意防止煤气中毒，切勿以为放几片橘子皮就万事大吉了。此外，一旦发现橘子皮受潮发霉，则应立刻倒掉。

43. 为什么说六耳猕猴功是大自然感应的最高功法？

六耳猕猴功是乾坤掌养生功法对声音感应的功法。这种功法是从对声音感应的练功过程中发展起来的，但它不限于用在声音感应方面。它可以用于乾坤掌养生功法大自然感应的一切方面，包括对天、地和生物的感应。此外，它还用于反咒魇。总之，这种功法统领各种对外的功法，或感或拒，均有奇效。所以练习乾坤掌养生功法，提倡内练混元一气功，外练六耳猕猴功。六耳猕猴功练成之后，其他对外感应方式都可看成是六耳猕猴功的局部应用。

44. 七目功与六耳猕猴功的功式非常相似，是否可以看成是一种功法？

在七目功中，掌具有观的功能。在六耳功中，掌具有听的功能。某些特异功能强的人，耳也可以观，目也可以听，两方面功能交错。因此有人认为，六耳猕猴这个神猴本身就具有七目功。所以同时掌握了六耳功和七目功后，两种功法成为一种功法。

45. 乾坤掌养生功法有无咒语？

我国古代的原始宗教中咒语很多，巫师作法更是口中不断地念念有词。由此流传下来不少古老的气功功法，以至针灸等医书中都保留着一些咒语，乾坤掌养生功法中也存在着一些咒语。随着时代的变迁，乾坤掌养生功法中的咒语大多已经失传。现在大家练此功法主要是为了养生，功法中的咒语对于养生没有多大的帮助，所以本书中没有讨论这方面的问题。

三、功理问答

46. 气是什么？怎样说明气确实存在？

这个问题不仅是对乾坤掌养生功法的问题，而是对一切气功功法的问题。因为如果气不存在，当然就谈不上气功。

气功中所讲的气究竟是什么，难以用现代科学方法来表述。被现代科学称之为气体的有形物质，可以用化学方法分析它的化学成分，可以用物理方法测定它的状态参数，即压力、比容和温度等之间的关系，用这些方法研究气功中的气是无效的。于是有人应用物理学中物质的另一种存在形式"场"来描述气功中的气，这种观点只能说是一种看法。因为任何一种物理场的存在，都会引起一系列的场效应，不能简单地把气归为场就认为什么问题都解决了。应该承认，气的现代科学本质问题没有解决，如果说这个问题解决了，那么东、西方科学就会在更高一层的理论基础上统一了。

气是不是存在目前主要靠感应。（1）靠练功时的自我感觉，练气功的人都会感觉到有气在周身运行。可能有人会说，这种感觉是虚假的，是一种幻觉。而且练功人说感觉到了气，别人怎么能知道练功人说的是否属实。（2）靠以气传递信息。当一个人练功时，他发出的气另一个人可以感觉到。更换不同的人来感受，相当多的人都能感觉到（当然，也有人什么也感觉不到）。（3）靠练功的功效。通过练功，人自我感到气足了，身体健康状况改善了，一些疾病痊愈了，这方面的情况和中医相似。中医中的阴、阳、五行、元气等都是无从观测证实的东西，所以被一些人认为中医不科学。但中医治好了大量的病人，不能全都归结于偶然的巧合。对于建立在气的基础上的养生、治疗方法，应以实效来检验它的价值。

47．功理中讲了易理，如何指导养生？

易理反映了事物，包括生命现象变化、发展之理，养生的方法要遵循此理。

不同的理论体系会指导出不同的做法，并得到不同的结果。例如，根据"生命在于运动"这一原理，指导开展体育运动，确实使得国民的体质有明显的提高。于是人们全力以赴开展竞技，好像是竞技水平越高的人，身体就越健康。但事实上并非如此，特别是有相当一些人，既没有创造出竞技成绩，又损伤了身体，费了不少精力、时间去运动，并没有增强体质，反而惹出一身病来。究其原因，不外乎缺乏正确的功理指导，片面理解生命在于运动。

功理之用于功，表现在两个方面：发展功法体系和指导练功安排。

48．耿易和古归藏易有哪些共同之处？有多少差别？

由于归藏易已经失传，而现在残存的耿易部分内容，又是由古耿易经过两千多年的演变而来的，所以很难弄清这些现存的耿易内容如何与归藏易联系。

现存的耿易的主要观点，即事物发展由坤位开始。事物要存在并避免灭亡，和求得进一步发展，必须复归于坤，事物不能复坤必导致灭亡。这个主要观点，可能是从归藏易到古耿易，到今耿易基本保存下来的观点，其他的细节目前就难以讨论了。

49．乾坤掌养生功法中有对星辰感应的功法，这些星辰离地球十分遥远，能对人的健康产生影响吗？

任何一个天体都在其周围产生物理场并对外辐射。由于场强与辐射强度均随距离衰减，所以当距离很大时影响就减小了，但减小不等于没有。

在生物化学领域，微量元素对人和生物的影响就不能因为其量微而认为不足道。人体所需要的主要元素有碳、氢、氧、氮、钙、磷、铁、钠等，有些元素在人体内含量极微，其作用当然不如人体所需的主要元素，但这些元素对人体健康的作用不容忽视。

影响人的健康的主要天体是日、月两个天体，其他天体在地球上产生的场强和辐射强度与日、月相比只能称作微场和微辐射。但和微量元素对人的健康有影响类似，微场和微辐射也会对人的健康有一定的影响。

某些遥远的恒星其表面温度比太阳高得多，其到达地面的粒子流的流量远低于太阳发出的粒子流，但其单个粒子的能量大大高于太阳发出的单个粒子。这些高能粒子对人的健康有没有好的影响和坏的影响，是一个值得研究的问题。

50. 乾坤掌养生功法的功理中关于五行的顺序与"洪范九畴"中的五行的顺序不同，哪个正确？

《尚书·洪范》是尚书中的重要篇章，记载了周朝初期周武王向商朝旧臣箕子询问治国之道时的对话。箕子在对话中讲述了洪范九畴，其中第一就是五行。

> 一、五行：一曰水，二曰火，三曰木，四曰金，五曰土。水曰润下，火曰炎上，木曰曲直，金曰从革，土爰稼穑。润下作咸，炎上作苦，曲直作酸，从革作辛，稼穑作甘。

按照箕子的说法，五行的道理源于夏禹时代。根据上面列举的箕子对于五行的讲解，五行与五味的关系与现今关于五行与五味的对应关系相同。五行与五色，方向的关系和五行相生、相克关系洪范中没有记载。

耿易中关于五行的顺页序是：一为水，二为木，三为火，四为土，五为金，与洪范中的五行顺序不同。耿易中没有给出了五行与五味的对应关系，但给出了五行与方向，五色的对应关系与表示五行的图案，而更重要的是给出了五行相生的关系。耿易中的五行顺序恰恰是按照五行相生的关系排列的，洪范中的五行排列既未按相生的关系，又未按相克的关系。我们不好说哪个顺序正确，只能说一个按相生关系排列顺序，一个不按相生或相克顺序排列。

四、功法起源和流传问答

51. 气功是什么时候出现的?

在先秦的文献中已记载了有关气功的论述，说明两千多年前气功已形成了一些具有完整功法体系的门派。出土的文物表明，在五千年以前气功已成为人们自觉的活动并形成一定的规范，气功的出现当然又远在这些文物的年代之前。

呼吸是人的本能，动则速，静则缓，是自然规律，不是气功。调息是主观对呼吸的控制。什么原因使上古时代的先民对呼吸进行主观控制呢?其原因有三：其一，先民的食物没有保障，经常因饥饿处于死亡的边缘，在此情况下许多人饿死。幸存者也身体衰弱，呼吸困难。这时，先民们往往潜伏暗处，调息静观，寻求生机。其二，上古时代没有医药，先民们一旦得病，唯有调息静养，听其自愈。其三，猛兽是先民们生命的重大威胁。先民们遇到猛兽时，或战或逃，还有一招即诈死。先民们观察到许多猛兽只吃活物不吃死物，当他们单独活动遇到猛兽战之不能又逃之无望时，常常躺地屏息诈死。猛兽嗅人的口鼻，发现已停止呼吸，于是离去，先民因此得救。在上述这些情况下的调息活动，先民们从自发到自觉，久练而成为一种功夫。这功夫又代代相传，再经功夫深智力高的人总结提高，形成有规范、有功理的各种门派的气功。这一过程的开始当在几十万年之前，而其形成气功的时代当在一万年前。

52. 气功形成后的发展过程有什么特点?

气功形成后的发展过程中不是一直持续的发展，其中有多次的反复。

大的全面的反复有两次。一次是在人类文明发展之后，人们的食物有了保障，生病有医药治疗，猛兽也不再是人类生命的威胁。已经形成的各种气功功法有的被人们遗忘，有的成为少数人闭门修炼的事情。对于大多数人来说，这时虽然每时每刻都在呼吸，但很少有意识地调息和练习调息的功法。第二次反复在现代科学技术出现之后。现代医学成功地控制了许多威胁人类的疾病，这些科技成就使得人们把许多传统的东西看成落后的东西，不再重视。我们探讨气功发展过程的规律，意在说明这种古老的保健方法在人类历史上起过作用，而在今天仍有可能继续发挥一定的作用。

53. 乾坤掌养生功法至今传了多少代？

乾坤掌养生功法的流传代数，有前三十二、后百二八的说法。前三十二，指从祖丙开始创立耿国到太乙时期耿国灭亡，相传共有三十二位国君。这三十二位国君，既有子承父，又有弟承兄，所以三十二代不代表辈数。后百二八，指从太乙以后计的辈数。太乙之后耿国已不存在，没有政治上的继承问题，所以不再出现弟承兄的问题，只是作为辈分的计算，引入辈数。前三十二，合于五位卦数，是古耿国存在的气数。后百二八，合于七位卦数，被认为是乾坤掌养生功法的气数，即传到一百二十八代之后，本功法不再传。按这种计辈数法，到笔者已一百三十代。也就是说在笔者前两代，正好是百二十八代。当时正值西方科学技术传入我国，我国传统文化大量被抛弃的时代，所以当时先辈们普遍认为，传统的功法已完成其历史使命，气数已尽，无须再传了。

笔者以前认为，乾坤掌养生功法即使无须再传也当整理出来，作一归结，以备后人有兴趣者可以查阅。然而近年来，对此功法有兴趣者越来越多，出人意料。所以忽而又悟出一个道理，即所谓不传者，实质是无不传，所谓无须传者，实质是无须秘传。

54. 乾坤掌养生功法今后将如何发展？

目前主要的工作在于整理、挖掘本功法的内容，包括功法、功理和有关的传说。这些内容过去人们很少知道，或仅知道只字片语而不知其详。

现在做整理、挖掘工作已经为时过晚，但再不整理、挖掘，以后就没有人能做此工作了。

今后本功法的发展应当走传统功法与现代科技相结合的道路。目前练此功法的人当中，有不少是科技工作者，这是一个有利的条件。但这种结合不是一件容易的事，在进行这项工作时不能牵强附会，也不能急于求成。这个发展方向是正确的，应当沿着这个方向走。

在挖掘出一些功法内容的今天，有更多的人实践这一功法，对本功法的发展无疑是一个促进，我们希望本功法能对大家的健康长寿有所裨益。